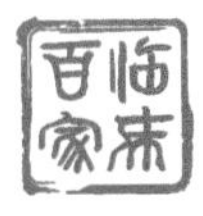

中国医学临床百家 • 病例精解

首都医科大学附属北京地坛医院

感染相关眼病
病例精解

金荣华 ◎ 总主编

孙挥宇　毛菲菲 ◎ 主　编

科学技术文献出版社
SCIENTIFIC AND TECHNICAL DOCUMENTATION PRESS
· 北 京 ·

图书在版编目（CIP）数据

首都医科大学附属北京地坛医院感染相关眼病病例精解/ 孙挥宇，毛菲菲主编. —北京：科学技术文献出版社，2024.3
ISBN 978-7-5235-1196-1

Ⅰ.①首… Ⅱ.①孙… ②毛… Ⅲ.①眼病—感染—病案 Ⅳ.① R771

中国国家版本馆 CIP 数据核字（2024）第 052756 号

首都医科大学附属北京地坛医院感染相关眼病病例精解

策划编辑：蔡　霞　　责任编辑：胡　丹　　责任校对：张吲哚　　责任出版：张志平

出 版 者　科学技术文献出版社
地　　址　北京市复兴路15号　邮编 100038
编 务 部　(010) 58882938，58882087（传真）
发 行 部　(010) 58882868，58882870（传真）
邮 购 部　(010) 58882873
官方网址　www.stdp.com.cn
发 行 者　科学技术文献出版社发行　全国各地新华书店经销
印 刷 者　北京虎彩文化传播有限公司
版　　次　2024 年 3 月第 1 版　2024 年 3 月第 1 次印刷
开　　本　787×1092　1/16
字　　数　131千
印　　张　12
书　　号　ISBN 978-7-5235-1196-1
定　　价　108.00元

首都医科大学附属北京地坛医院病例精解

编委会

总 主 编 金荣华

副 主 编 陈效友 杨志云 李 鑫 蒲 琳

学术顾问 范小玲 郭利民 李兴旺 刘 庄 孙静媛 王融冰 赵玉千

编 委 （按姓氏笔画排序）

王 宇 王 鹏 王宪波 王彩英 牛少宁
毛菲菲 冯恩山 邢卉春 伦文辉 向 攀
刘庆军 刘景院 关春爽 江宇泳 孙挥宇
纪世琪 李 丽 李 坪 李常青 李新刚
杨学平 吴 焱 吴其明 宋毓青 张 伟
张 瑶 陈志海 陈京龙 周新刚 庞 琳
赵红心 赵昌松 郜桂菊 段雪飞 黄宇明
蒋 力 程 灏 谢 尧 谢 雯 谢汝明

首都医科大学附属北京地坛医院
感染相关眼病
病例精解

编委会

主　编　孙挥宇　毛菲菲

副主编　李　丹　王胜男　刘夕瑶

编　委（按姓氏笔画排序）

丁　蕊　马小扬　王　芳　王晓静　王笑梅

刘　龙　刘彬彬　许东梅　许雪静　李　炜

李　斌　杨　昆　杨　莉　杨　涤　杨新吉

肖　江　吴　亮　吴淑玲　张　璐　周　洋

孟培培　郜桂菊　钱　芳　倪　亮　徐秋华

董　愉　韩　宁　谭焦奇

秘　书　鲁　丹

主编简介

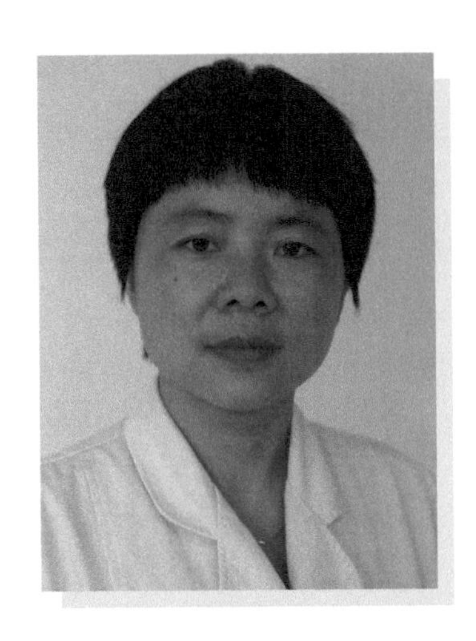

孙挥宇

首都医科大学附属北京地坛医院眼科主任，主任医师，医学博士，硕士研究生导师。从事眼科临床工作20余年，擅长感染相关眼病的诊断、治疗、手术及疑难病例会诊。核心期刊/SCI收录论文50余篇，完成感染相关眼病课题3项，主编《艾滋病相关眼病图谱》。担任北京眼科学会理事，中国医师协会眼科医师分会、中国性病艾滋病防治协会学术委员会、中国中西医结合学会、北京医师协会眼科专科医师分会委员，北京脑血管病防治协会感染性疾病与脑健康专委会常务委员。

主编简介

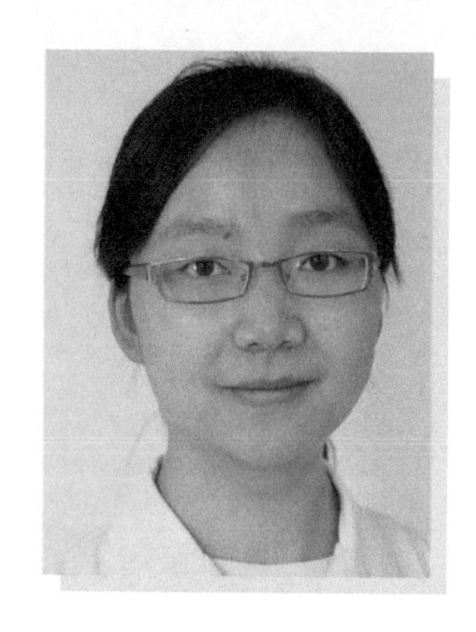

毛菲菲

首都医科大学附属北京地坛医院眼科主任医师，医学博士。从事感染相关眼病的诊断、治疗、手术及疑难病例会诊 16 年，核心期刊 / SCI 收录论文 30 余篇，完成感染相关眼病课题 3 项，北京市优秀人才培养资助青年骨干，北京医师协会眼科专科医师分会、眼肿瘤眼眶病分会、眼底病感染性眼病分会委员。擅长传染病相关眼病如巨细胞病毒性视网膜炎、梅毒相关眼病、眼内炎的诊断与治疗，隐球菌性脑膜炎合并眼部疾病的诊断。

序 言

疾病诊疗过程，如同胚胎发育过程，在临床实践的动态变化中孕育、萌发、生长和长成。这一过程需要逻辑思维和临床推理，充满了趣味和挑战。临床医生必须知道如何依据基础病理生理学知识来优先选择检查项目并评估获得的信息，向患者提供安全、可靠和有效的诊疗。

患者诊疗问题的解决，一方面，离不开医生与患者面对面的沟通交流；另一方面，在以上基础上进行临床推理（涉及可清晰描述的、可识别的和可重复的若干项启发性策略），这一过程包括最初设想的形成、一种或多种假设的产生、问诊策略的进一步扩展或优化，以及适当临床技能的应用，最终找到病症所在。

以案为思，以案促诊。“首都医科大学附属北京地坛医院病例精解”丛书中的每个病例都按照病历摘要、病例分析和病例点评进行编写。读者从中可以了解到在获得病史、体格检查信息后，辅助检查项目和诊断措施在每个病例完整资料库的构建中各自所起的作用和相对的价值。弄清主诉的细节，决定哪些部位和功能需要检查，评估所得到的信息，并决定还需要做些什么。书中也有部分疑难病例给出了大量的病症确诊技术应用实例，而这些技术正是临床医生应该带入临床思维活动中并学会选择的。病例分析和病例点评呈现的是临床医生的逻辑思维与积累的临床经验的融合及应用，也包括新技术的应用和对疾病的新认知，鼓励读者在阅读每个案例后提出自己的逻辑推理，然后与编者的逻辑相比较，以便提升自己的诊疗技能，尽可能避免使用不必要的诊断措施。

“地坛人”与传染病和感染性疾病的斗争历经 76 载风雨，医院由单一的传染病科发展成为集防、治、保、康为一体的大型综合医院，以治疗与感染和传染相关的急、慢性疾病为鲜明特点，在临床诊疗中积累了丰富的病例资源。本丛书各分册编委会结合感染性疾病和本学科疾病谱特点，力争展现在诊疗中如何获得并处理患者信息，正确使用临床诊断技巧，得出合理、可信的诊断结论，制订诊疗计划，关注患者结局，提升患者就医体验和减轻患者疾病负担。以丛书形式出版旨在体现临床学科特点，与广大同人分享宝贵经验，拓展临床思维，提升诊疗水平，惠及更多的患者。

本丛书的编写凝聚了首都医科大学附属北京地坛医院专家们的智慧，得到了密切合作的兄弟医院专家们的大力支持与帮助，在此表示衷心的感谢。由于近年来工程科学与计算和信息科学进一步结合，推动了生命科学和生物技术的发展，新技术、新材料、新方法不断涌现，加之临床思维又是一个不断精进的过程，而我们也受知识所限，书中若有不足之处，诚望同人批评指正。

2023 年 12 月于北京

前　言

感染性疾病是我国的常见病、多发病，具有明确的病原，并有传染性、流行性和病后的免疫性等特点。病毒性肝炎、艾滋病、梅毒、结核等都是感染学科的研究范围。感染性疾病可以引起全身各器官各系统的疾病，其病原直接或间接地侵犯 / 影响机体，药物不良反应等可引起不同类型的眼部病变。如在艾滋病的病程中，有 45% ～ 75% 的患者会合并眼部病变，引起视力下降、视野缺损，严重者可丧失视力；5% ～ 8% 的梅毒患者会产生眼部症状，梅毒可侵犯眼球的前后节引起角膜、巩膜、虹膜、脉络膜、视网膜及视神经等多部位的疾病，且常双眼受累，对患者视力损害严重。此外，眼部病变也可以是感染性疾病的首发症状，如大约 2% 的艾滋病患者首发症状表现在眼部。

感染相关眼病复杂多变，易漏诊、误诊。如艾滋病相关眼病包括血管性病变、感染、肿瘤、免疫重建等，且病变在不同地域、不同人种、抗反转录病毒治疗前后等表现为不同的类型。不同类型的病变可有相似的临床特征，而同种病变会有不同的眼部表现，复杂多变，易造成误诊。部分艾滋病相关眼病早期无症状，易漏诊。又如，梅毒是“万能模仿者”，梅毒因其眼部病变表现可以类似所有葡萄膜炎、眼内炎、眼部炎症表现，易误诊。一旦发生误诊，对患者而言则有丧失视力的风险。事实上，感染相关眼病是可防可治的，绝大多数疾病早发现、早治疗，效果会更好。

由于对感染相关眼病的认识不足，在我国感染相关眼病属于疑难病，诊断治疗困难，患者预后不良者居多。仍以艾滋病相关眼病为例，由于漏诊、误诊、诊断延迟，21% ～ 32% 的艾滋病相关眼病患者在确诊时就已经是盲人，甚至正确诊断后因不规范不合理治疗导致疾病全面进展。而梅毒相关眼病、结核相关眼病等也存在类似情况。为实现感染相关眼病的防治，首都医科大学附属北京地坛医院眼科将十余年来在临床所见感染相关眼病部分病例进行分类解析，希望能对感染相关眼病的防治起到积极的作用。

本书给出常见的典型感染相关眼病病例，如艾滋病并发的巨细胞病毒性视网膜炎、梅毒引起的急性梅毒性后极部鳞样脉络膜视网膜炎、病毒性肝炎患者使用干扰素引起的眼部视网膜病变等；疑难病例，如艾滋病并发的急性视网膜坏死综合征等；常见感染性疾病合并眼病的手术治疗，如艾滋病、肝病患者的白内障手术、玻璃体视网膜手术治疗等。感染相关眼病不是一类独立的病变，而是感染性疾病及其合并症在眼部的表现，其发生与患者的感染病原、免疫状态紧密相关，且往往同时合并眼外其他系统的疾病，因此不能孤立地去看待这类疾病，要结合患者的全身情况、用药情况等综合考虑。本书以眼病为主，相关眼外疾病为辅，图文并茂，通过病例展示诊疗过程及疾病的演变，以便读者接受。

感谢陪伴我们一路走来的眼科医护人员和感染科医护人员，感谢首都医科大学附属北京朝阳医院的陶勇教授，首都医科大学附属北京同仁医院的彭晓燕教授、马建民教授、魏文斌教授，北京协和医院的张美芬教授、叶俊杰教授等眼科专家的无私帮助和不懈指导，使众多的疑难感染相关眼病患者得到有效治疗。

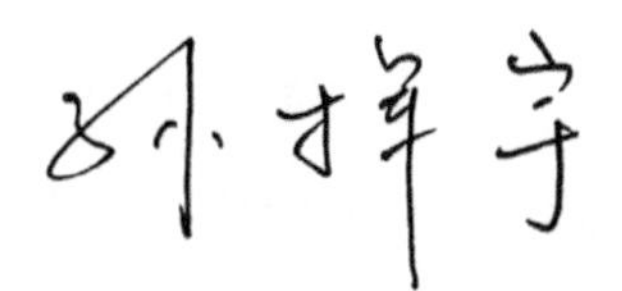

目 录

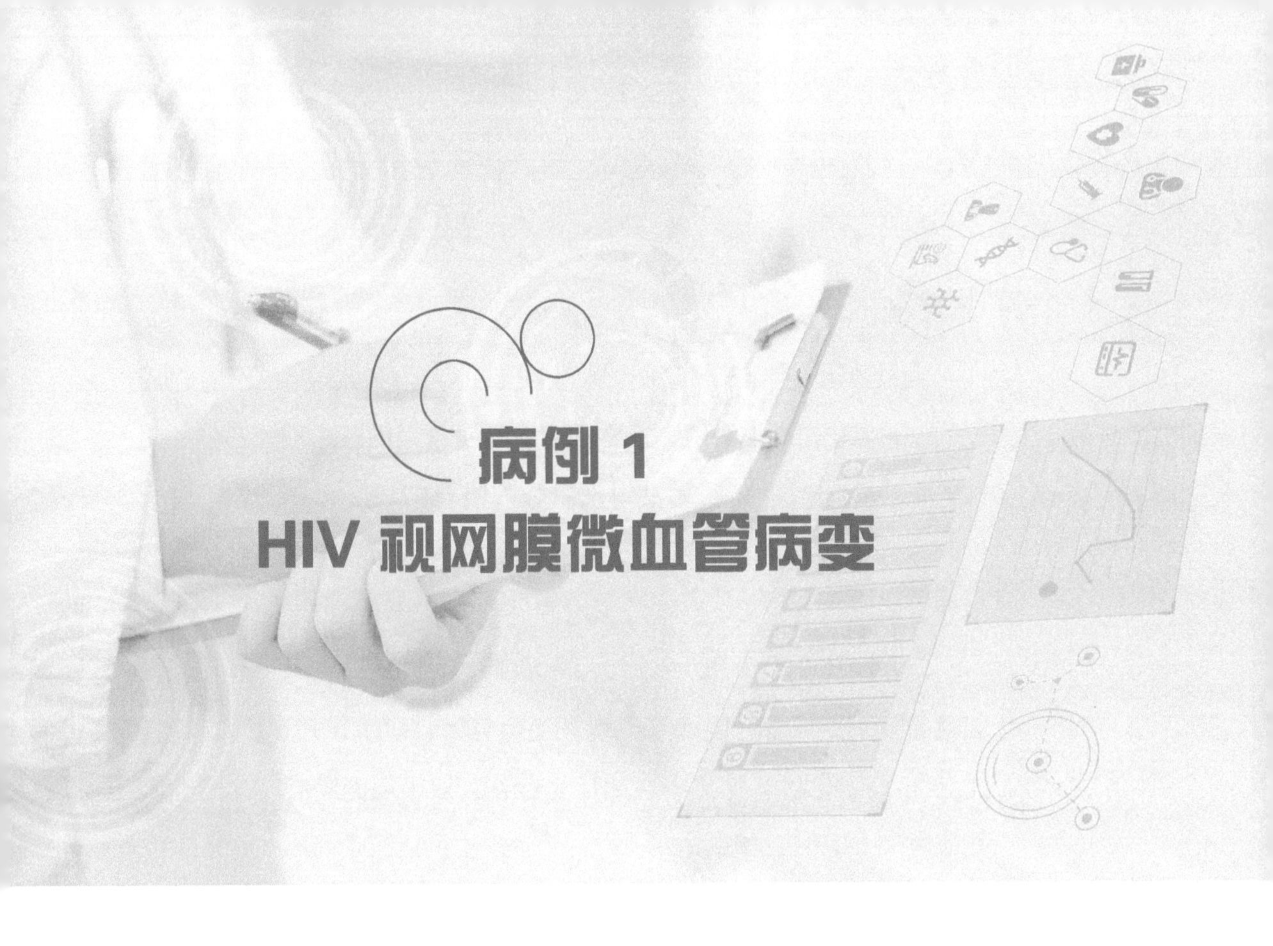

病例 1 HIV 视网膜微血管病变

病历摘要

【基本信息】

患者，男性，35 岁。

主诉：发现人类免疫缺陷病毒（human immunodeficiency virus，HIV）阳性 4 个月，要求眼部检查。

现病史：因发现 HIV 阳性，常规眼部体检后就诊于我科，无视物模糊，无眼前黑影。有同性性行为史。

既往史：否认手术、外伤、输血史。4 个月前发现 HIV 阳性，$CD4^{+}$T 淋巴细胞 30 个 /μL，予以司坦夫定、拉米夫定、依非韦伦联合抗病毒治疗，否认高血压、糖尿病病史。

【体格检查】

全身情况：体温 36.5 ℃，脉搏 80 次 / 分，呼吸 20 次 / 分，血压 120/80 mmHg，神志清楚，正常面容，全身浅表淋巴结不大，肝掌阴性，蜘蛛痣阴性，口唇无发绀，双肺呼吸音清，心律齐，各瓣膜听诊区未闻及病理性杂音，腹部平坦，无压痛、反跳痛，移动性浊音阴性，四肢肌力正常，双下肢无水肿。

眼部检查：双眼视力 1.0。眼压右眼 15 mmHg，左眼 14 mmHg。双眼前节未见异常，眼底双眼视乳头边界清，C/D=0.3，视网膜血管无变细，A/V=2/3，黄斑中心凹反光存在，双眼视网膜后极部可见多处棉绒斑（图 1-1，图 1-2）。

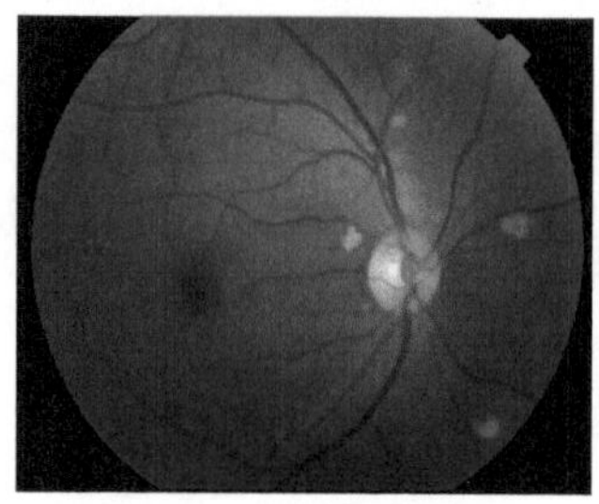

图 1-1　右眼治疗前眼底

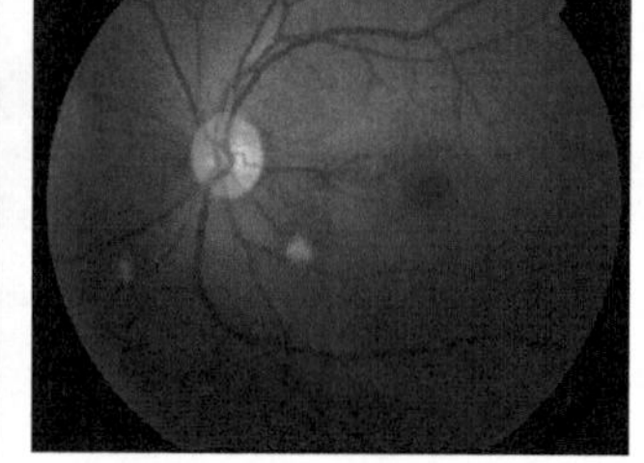

图 1-2　左眼治疗前眼底

【辅助检查】

HIV 抗体阳性。

$CD4^{+}T$ 淋巴细胞 66 个 /μL。

HIV-RNA 载量 1.7×10^5 copies/mL。

血常规 WBC 8.3×10^9/L，HGB 112.4 g/L，PLT 145.8×10^9/L。

空腹血糖 5.32 mmol/L。

乙肝表面抗原、丙肝抗体、梅毒均为阴性。

【诊断】

双眼 HIV 视网膜微血管病变；获得性免疫缺陷综合征（acquired immunodeficiency syndrome，AIDS）。

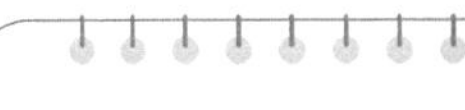

【治疗经过】

未予以眼部特殊治疗，继续目前高效抗反转录病毒治疗（highly active anti-retroviral therapy，HAART），并嘱患者定期复诊。

病例分析

病例特点：患者青年男性，隐匿起病，病程长，有同性性行为史，HIV 阳性病史明确，无高血压、糖尿病等疾病，常规眼底检查时发现双眼视网膜多发棉绒斑。

诊断依据有以下几点。① AIDS（又称“艾滋病”）：患者有同性性行为史，为 HIV 高危人群，发现 HIV 抗体阳性，确证试验阳性，$CD4^{+}T$ 淋巴细胞明显下降，考虑患者已进入艾滋病期。②双眼 HIV 视网膜微血管病变：患者 HIV 病史明确，双眼出现棉绒斑，患者已排除高血压、糖尿病等疾病，无肝病且未曾使用干扰素。

引起眼底棉绒斑的疾病鉴别诊断如下。①高血压性视网膜病变：多发生于血压过高或控制不稳的高血压患者，多为双眼发病，动脉变细，反光增强，有视网膜浅层出血，严重者甚至出现视网膜黄斑区渗出、水肿，静脉阻塞而影响视力。患者无高血压病史，无视网膜动脉硬化表现，故可排除。②糖尿病性视网膜病变：有糖尿病病史，眼底除棉绒斑外常伴有视网膜微血管瘤、硬性渗出，发展至增殖期的患者还可出现视网膜新生血管、纤维渗出膜、玻璃体积血，甚至视网膜脱离。患者无糖尿病病史，且眼底无上述表现，故可排除。③干扰素相关视网膜病变：乙肝或丙肝阳性且有干扰素使用史，眼底表现和 HIV 视网膜微血管病变无明显差异。患者无肝病病史，且未曾使用干扰素，可排除该疾病。

病例点评

HIV 视网膜微血管病变是发生于 AIDS 患者中最常见的非感染性眼部病变，多数患者隐匿起病，无眼部症状，通常在眼科体检时发现，极少数可出现色觉异常、对比敏感度下降及视野损害。可为双眼或单眼发病，棉绒斑是最常见的表现，多发于后极部视乳头旁的血管弓附近。可伴或不伴视网膜出血，视网膜出血可表现为浅层出血、Roth 斑。HIV 视网膜微血管病变与 $CD4^{+}T$ 淋巴细胞计数的减少有一定相关性，随着 $CD4^{+}T$ 淋巴细胞数量的下降，此病发生概率逐渐上升。HIV 视网膜微血管病变无须特殊治疗，通常 6 ～ 8 周病灶可自行消退。HIV 视网膜微血管病变虽然自身危害较小，但其标志着 $CD4^{+}T$ 淋巴细胞数降低和机会性感染发生率增加，因此，正确认识 HIV 视网膜微血管病变，有利于了解 AIDS 患者眼底病变和全身情况，掌握随诊观察时机，警惕其他机会性感染的发生。对于确诊的 HIV 感染 /AIDS 患者，建议常规进行眼科检查。

【参考文献】

1. BISWAS J，MADHAVAN H N，GEORGE A E，et al. Ocular lesions associated with HIV infection in India：a series of 100 consecutive patients evaluated at a referral center. Am J Ophthalmol，2000，129：9-15.
2. DEJACO-RUHSWURM I，KISS B，RAINER G，et al. Ocular blood flow in patients infected with human immunodeficiency virus. Am J Ophthalmol，2001，132（5）：720-726.
3. 毛菲菲，孙挥宇，李丹，等 . 获得性免疫缺陷综合征合并人类免疫缺陷病毒视网膜病变的眼底病变特征分析 . 中华眼底病杂志，2012，28（6）：585-587.

（毛菲菲　肖江　整理）

病例 2
HIV 感染 /AIDS 合并中心型巨细胞病毒性视网膜炎

病历摘要

【基本信息】

患者，男性，27 岁。

主诉：发现抗 HIV 阳性 7 个月，右眼视物模糊 2 个月。

现病史：7 个月前因反复发热进行检查发现抗 HIV 阳性，确证试验阳性，$CD4^{+}$T 淋巴细胞 65 个 /μL，HIV-RNA 390 000 copies/mL，给予 TDF+3TC+EFV 治疗，监测 HIV-RNA 无明显下降。2 个月前无明显诱因出现右眼视物模糊，无视物变形、眼红、眼痛等症状，查血巨细胞病毒（cytomegalovirus，CMV）-DNA 阳性，眼底检查考虑巨细胞病毒性视网膜炎（cytomega-lovirus retinitis，CMVR），未治疗。20 天前检查血 HIV-RNA 仍为 10^{6} copies/mL，调整 EFV 为洛匹那韦

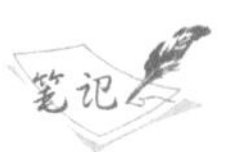

利托那韦，为求进一步诊治，来我院感染科住院治疗。

既往史：否认心脏病、高血压、糖尿病等全身病史，否认药物过敏史，否认外伤、手术史，否认经常外出就餐，否认输血及血制品应用史，否认传染病患者密切接触史。

个人史：生长于原籍，无疫区旅居史，否认吸烟史，否认饮酒史，未婚未育。

【体格检查】

全身情况：神志清楚，皮肤、黏膜无黄染，双肺呼吸音清，心律齐，腹部平坦，无压痛、反跳痛，双下肢无水肿。

眼科检查：最佳矫正视力右眼 0.04、左眼 1.5。眼压右眼 12 mmHg，左眼 13 mmHg。右眼结膜无充血，角膜清，KP（+），灰白尘状，前房中深，前房闪辉（+），瞳孔圆，对光反应灵敏，晶状体清，玻璃体轻混，眼底后极部血管弓内视网膜可见片状黄白色病灶伴点片状出血，累及黄斑区（图 2-1）；左眼结膜无充血，角膜清，角膜后沉着物（keratic precipitates，KP）（–），前房中深，前房闪辉（–），瞳孔圆，对光反应灵敏，晶状体清，眼底视乳头边界清，色红润，黄斑中心凹反光具体，视网膜血管走行未见异常，视网膜未见出血及渗出。

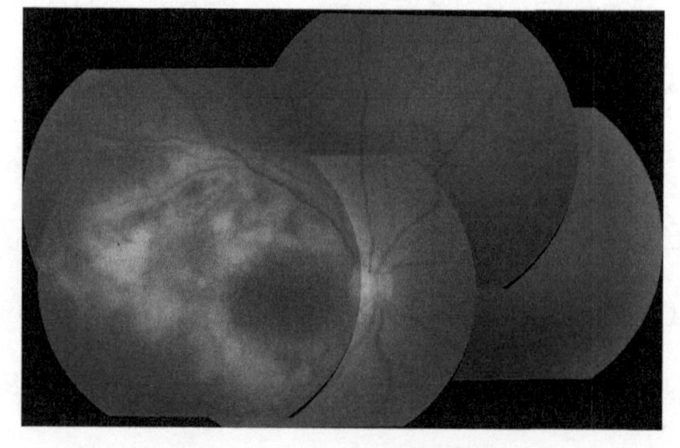

图 2-1　右眼治疗前眼底

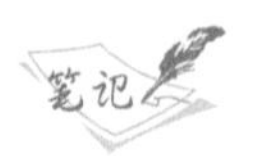

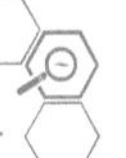

【辅助检查】

$CD3^+CD4^+$T 淋巴细胞 283 个 /μL；HIV-RNA 10^6 copies /mL；真菌 D- 葡聚糖检测 121 pg/mL；新型隐球菌抗原阴性；血 CMV-IgM 阴性，血 CMV-IgG 阳性；血 CMV-DNA $<$ 500 copies/mL；梅毒血清特异性抗体阴性；快速梅毒血清反应素试验阴性；EBV-DNA 5.12×10^4 copies/mL。

光学相干断层扫描（optical coherence tomography，OCT）：黄斑区视网膜结构层次不清，中心凹视网膜神经上皮隆起，可见点状高反射（图 2-2）。

房水检测：右眼 CMV-DNA 3.1×10^4 copies/mL，EBV-DNA 阴性；左眼 CMV-DNA 阴性，EBV-DNA 阴性。

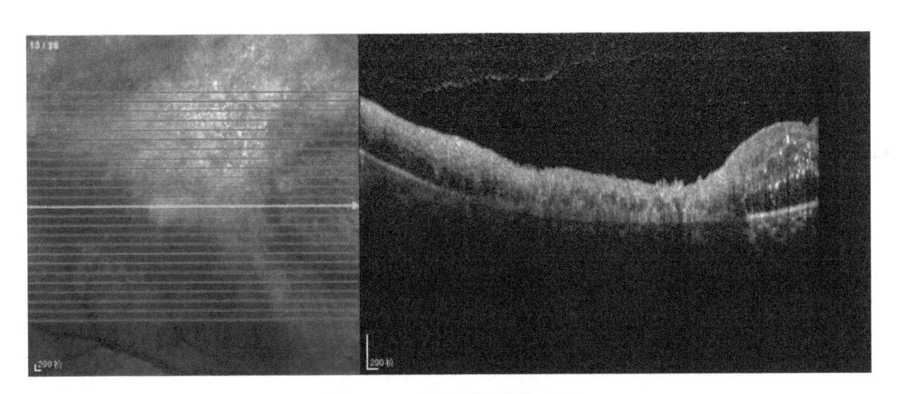

图 2-2 右眼治疗前 OCT

【诊断】

右眼巨细胞病毒性视网膜炎；AIDS。

【治疗经过】

右眼巨细胞病毒性视网膜炎：全身治疗，注射用更昔洛韦 5 mg/kg（静脉滴注，2 小时 / 次），3 周后改为更昔洛韦胶囊 1.0 g（口服，每 8 小时 1 次）；局部治疗，玻璃体腔每周注射 1 次更昔洛韦 2 mg/0.05 mL，至房水 CMV-DNA 检测结果阴性。

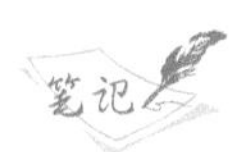

AIDS：感染科给予 HAART，规律服药，定期感染科复诊。

【随访】

3 周后复查：最佳矫正视力右眼 0.3，左眼 1.5。眼底病灶明显缩小（图 2-3），OCT 显示黄斑区层次不清萎缩变薄，中心凹神经上皮隆起消退，仍可见点状高反射（图 2-4）。

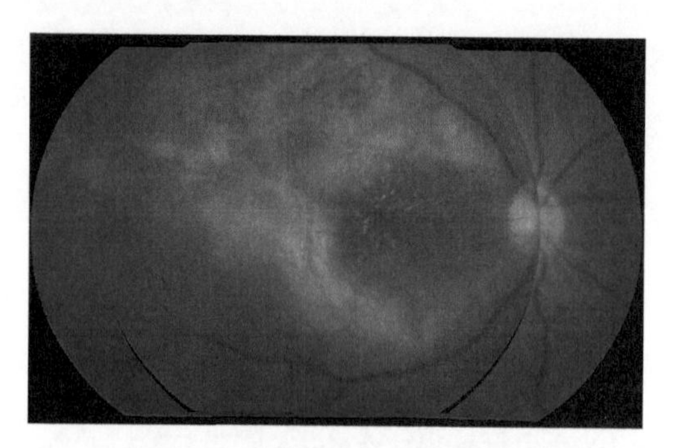

图 2-3　右眼治疗 3 周后眼底

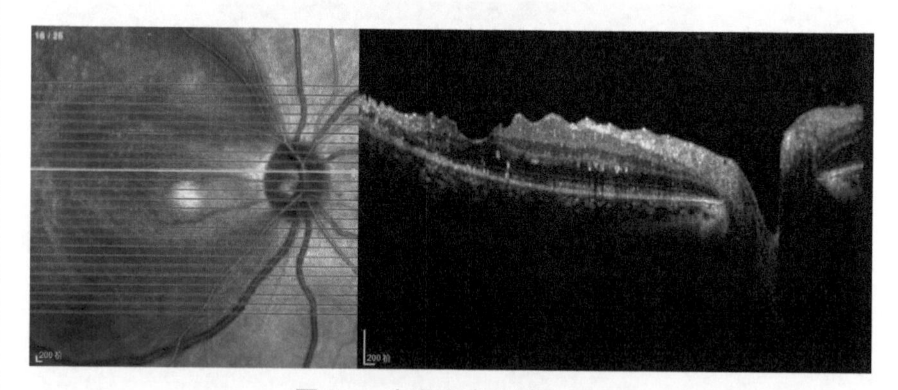

图 2-4　右眼治疗 3 周后 OCT

病例分析

病例特点：患者青年男性，急性起病。发现抗 HIV 阳性 7 个月，右眼视物模糊 2 个月。最佳矫正视力右眼 0.04，左眼 1.5。右眼 KP（+），灰白尘状，前房闪辉（+），玻璃体轻混，眼底后极部血管弓内视网膜可见片状黄白色病灶伴点片状出血，累及黄斑区。

诊断依据：①发现抗 HIV 阳性 7 个月，右眼视物模糊 2 个月。②查体可见最佳矫正视力右眼 0.04，左眼 1.5。右眼 KP（+），灰白尘状，前房闪辉（+），玻璃体轻混，眼底后极部血管弓内视网膜可见片状黄白色病灶伴点片状出血，累及黄斑区。③辅助检查可见 $CD3^{+}CD4^{+}$T 淋巴细胞 283 个 /μL；HIV-RNA 10^{6} copies /mL。OCT 示黄斑区视网膜结构层次不清，中心凹视网膜神经上皮隆起，可见点状高反射。房水检测示右眼 CMV-DNA 3.1×10^{4} copies/mL，EBV-DNA 阴性；左眼 CMV-DNA 阴性，EBV-DNA 阴性。

鉴别诊断如下。① HIV 视网膜微血管病变：常发生于 $CD4^{+}$T 淋巴细胞计数较低的患者，一般不影响视力，眼底表现为沿视网膜血管分布的点片状出血及黄白色渗出，一般 6 ～ 8 周病变可消退，若患者血 $CD4^{+}$T 淋巴细胞计数低，又可出现新的病灶。本例患者眼底病变广泛深在，视力明显受累，房水 CMV-DNA 检测阳性，可鉴别。②急性视网膜坏死综合征：眼部表现为严重的葡萄膜炎，可见 KP，房水闪光，重度玻璃体混浊。眼底表现为中周部的视网膜坏死，以视网膜动脉闭塞为主的视网膜血管炎。此病进展迅速，预后不良。带状疱疹病毒、单纯疱疹病毒及 CMV、EBV 感染均可导致本病。本例患者的眼部表现与该病不符合，可鉴别。③糖尿病性视网膜病变：患者有多年糖尿病病史，且多数血糖控制不良。疾病早期视网膜可出现多发的点片状出血及渗出，但有特征性的微血管瘤可鉴别。随着病情进展，可出现玻璃体积血、黄斑水肿、视网膜新生血管形成，甚至视网膜脱离。本例患者无糖尿病病史，血糖检测正常，眼底表现与糖尿病性视网膜病变明显不同，可鉴别。

巨细胞病毒性视网膜炎在 AIDS 患者眼部感染中比较常见，可造成进行性坏死性视网膜炎，是导致患者视力损伤的常见原因。该

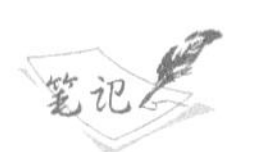

病常发生于 CD4$^+$T 淋巴细胞计数＜ 50 个 /μL 的患者中，当 CD4$^+$T 淋巴细胞计数上升至 200 个 /μL 以上时，此病的发生概率较低。患者多以眼前黑影、视力下降为主诉来诊，眼前节反应较轻，部分患者角膜可见灰白尘状 KP，玻璃体混浊一般较轻，诊断主要依靠眼底检查，典型表现为进行性、坏死性视网膜炎，沿血管分布的黄白色病灶伴片状出血，可合并视网膜血管炎，即“奶酪番茄酱”样视网膜坏死伴出血。其中，中心型病灶累及后极部视网膜（以涡静脉巩膜管内口后缘连线以内的区域，包括视乳头、黄斑及视网膜大血管弓），对视力影响较大。周围型病灶累及周边部视网膜（涡静脉巩膜管内口后缘连线到锯齿缘的区域）。近年来临床应用的房水检测技术，可通过检测 CMV-DNA 来确诊该病并评估治疗效果。

病例点评

人类对巨细胞病毒普遍易感，对于健康人群多数感染者无临床症状，而在免疫力低下人群中，巨细胞病毒可成为致病因子，侵袭多个器官和系统，导致严重的甚至威胁生命的器官损害。目前在 AIDS 患者中，巨细胞病毒性视网膜炎比较常见，同时也是抗病毒治疗效果较好的一类疾病。目前对于 AIDS 相关的巨细胞病毒性视网膜炎的治疗方法主要是全身治疗联合局部使用抗病毒药物。常用药物有更昔洛韦、膦甲酸钠等。本例病例结合病史、临床表现、辅助检查结果，诊断右眼巨细胞病毒性视网膜炎明确，且属于对视力危害较大的中心型，在明确诊断后及时给予药物治疗，在最大程度上保留并恢复患者的视力。

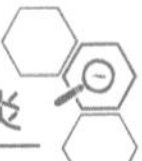

【参考文献】

1. GOLDBERG D E，SMITHEN L M，ANGELILLI A，et al. HIV-associated retinopathy in the HAART era. Retina，2005，25（5）：633-649.

2. SUGAR E A，JABS D A，AHUJA A，et al. Incidence of cytomegalovirus retinitis in the era of highly active antiretroviral therapy. Am J Ophthalmol，2012，153（6）：1016-1024.

3. 王胜男，孙挥宇，毛菲菲，等 . 获得性免疫缺陷综合征合并巨细胞病毒性视网膜炎患眼光相干断层扫描图像特征 . 中华眼底病杂志，2020，36（1）：5-9.

（王胜男　钱芳　孙挥宇　整理）

病例 3 HIV 感染 /AIDS 合并霜样树枝状巨细胞病毒性视网膜炎

病历摘要

【基本信息】

患者，男性，28 岁。

主诉：发现抗 HIV 阳性 2 个月，左眼视物模糊 1 周。

现病史：2 个月前，患者因发热、咳嗽、进行性呼吸困难于外院就诊，筛查抗 HIV 阳性，考虑肺部感染，肺孢子菌肺炎（pneumocystis carinii pneumonia，PCP）可能性大，后于我院治疗。住院期间，完善相关检查，诊断 AIDS、PCP、巨细胞病毒感染、口腔真菌感染、肺部细菌感染，经抗 PCP、抗真菌、细菌及病毒治疗后，病情好转，体温正常，呼吸困难消失。眼底筛查未见明显异常。查 $CD4^{+}T$ 淋巴细胞 4 个 /μL，HIV 病毒载量 HIV-RNA 1 398 045 copies/mL。一般状

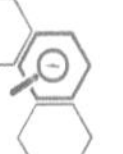

况可，开始 HAART，方案为 3TC+TDF+EFV，服药无明显不适，病情好转后出院。1 周前，患者无明显诱因出现左眼视物模糊，无视物变形、眼红、眼痛等症状，周身散在红色丘疹，部分有水泡，体温正常。来我院眼科就诊，检查眼底，考虑巨细胞病毒性视网膜炎，为进一步诊治入院。

既往史：否认心脏病、高血压、糖尿病等全身病史，否认药物过敏史，否认外伤、手术史，否认经常外出就餐，否认输血及血制品应用史，否认传染病患者密切接触史。

个人史：生长于原籍，无疫区旅居史，否认吸烟史，否认饮酒史，未婚未育。

【体格检查】

全身情况：周身散在红色丘疹，部分有水泡，体温正常。

眼科检查：最佳矫正视力右眼 1.0，左眼 0.8。眼压右眼 11 mmHg，左眼 13 mmHg。右眼结膜无充血，角膜清，KP（–），前房中深，前房闪辉（–），瞳孔圆，对光反应灵敏，晶状体清，玻璃体轻混，眼底视乳头边界清，色红润，黄斑中心凹反光具体，视网膜血管走行未见异常，视网膜未见出血及渗出；左眼结膜无充血，角膜清，KP（+），灰白尘状，前房中深，前房闪辉（–），瞳孔圆，对光反应灵敏，晶状体清，眼底视乳头边界清，色红润，黄斑中心凹反光具体，视网膜血管可见弥漫性白鞘，鼻下周边视网膜可见片状黄白色病灶伴出血，周边可见颗粒状卫星灶（图 3-1，图 3-2）。

笔记

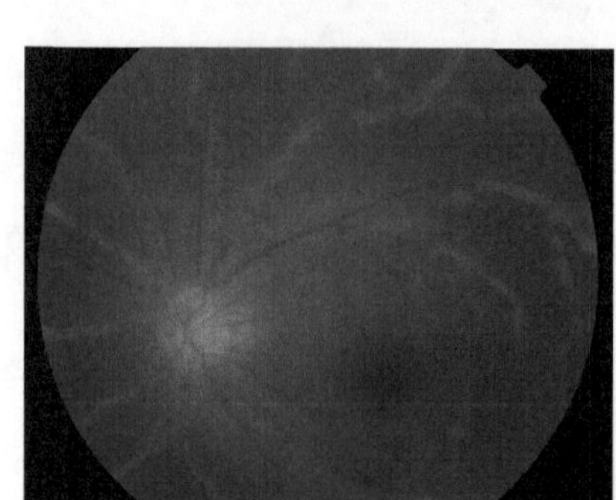

图 3-1 左眼后极部眼底

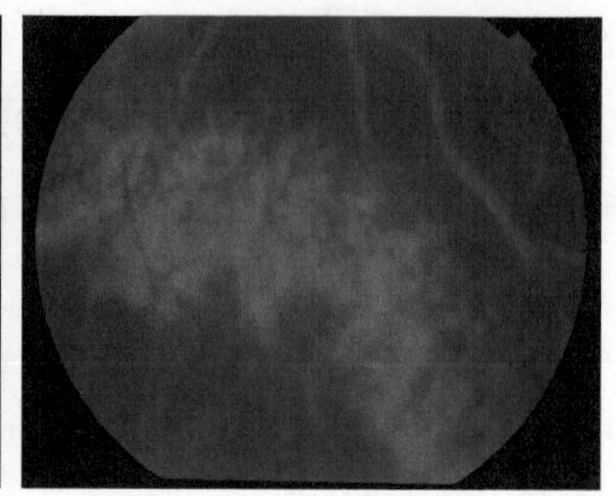

图 3-2 左眼周边部眼底

【辅助检查】

CD3$^+$CD4$^+$T 淋巴细胞 73 个 /μL；HIV-RNA 1.4×10^6 copies/mL；新型隐球菌抗原阴性；血 CMV-IgM 0.74COI，阴性；真菌 D- 葡聚糖检测＜ 10 pg/mL；血 CMV-DNA ＜ 500 copies/mL；梅毒血清特异性抗体阴性；快速梅毒血清反应素试验阴性；HSV-2-IgG 阳性反应。

OCT 检查：未见明显异常。

房水检测：右眼 CMV-DNA 阴性，EBV-DNA 阴性。左眼 CMV-DNA 2.2×10^4 copies/mL，EBV-DNA 阴性。

【诊断】

左眼霜样树枝状巨细胞病毒性视网膜炎；AIDS；疱疹病毒感染。

【治疗经过】

左眼巨细胞病毒性视网膜炎：全身治疗，注射用更昔洛韦 5 mg/kg（静脉滴注，2 小时 / 次），3 周后改为更昔洛韦胶囊 1.0 g（口服，每 8 小时 1 次）；局部治疗，玻璃体腔每周注射 1 次更昔洛韦 2 mg/0.05 mL，至房水 CMV-DNA 检测结果阴性。

AIDS：中西医结合科继续给予 HAART，规律服药，定期内科复诊。

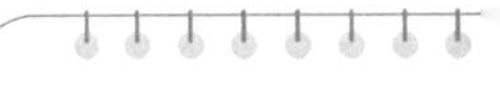

【随访】

1 周后左眼视网膜血管白鞘明显消退，周边视网膜黄白色病灶略缩小，周围卫星灶减少（图 3-3，图 3-4）。2 周后复查，左眼视网膜血管白鞘大部分消退，周边视网膜黄白色病灶明显缩小变薄，周围卫星灶消退（图 3-5，图 3-6）。2 个月后复查，最佳矫正视力右眼 1.0，左眼 1.0，左眼视网膜血管白鞘完全消退，周边视网膜可见黄白色瘢痕（图 3-7）。

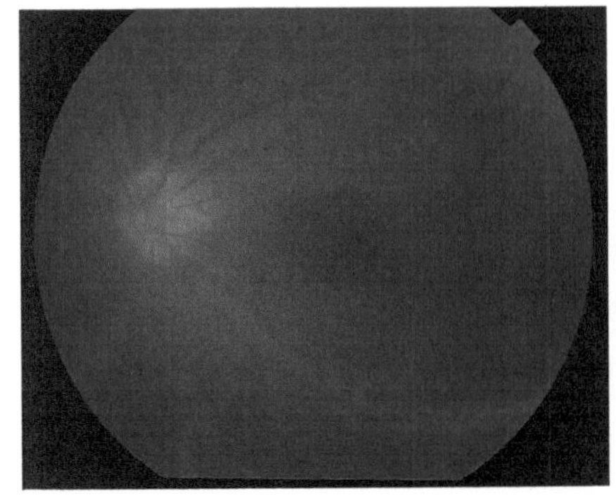

图 3-3　左眼治疗 1 周后后极部眼底

图 3-4　左眼治疗 1 周后周边部眼底

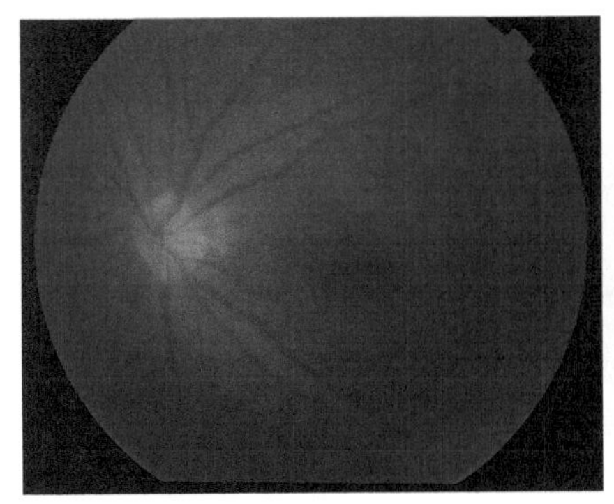

图 3-5　左眼治疗 2 周后后极部眼底

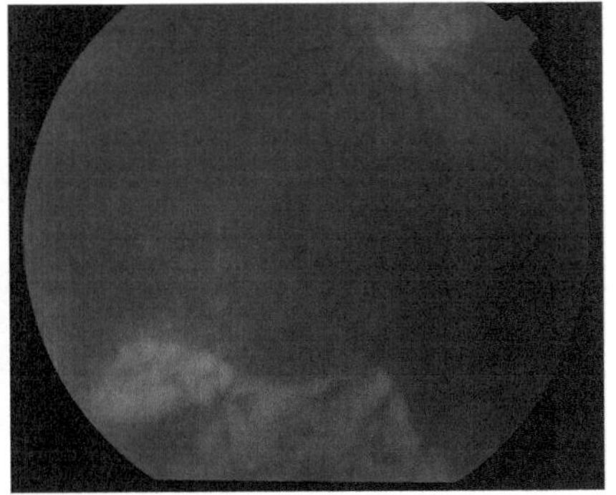

图 3-6　左眼治疗 2 周后周边部眼底

笔记

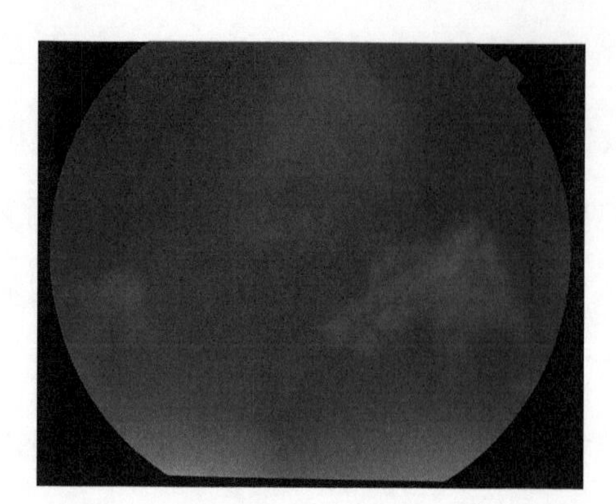

图 3-7　左眼治疗 2 个月后周边部眼底

病例分析

病例特点：患者青年男性，急性起病。发现抗 HIV 阳性 2 个月，左眼视物模糊 1 周。周身散在红色丘疹，部分有水泡。最佳矫正视力右眼 1.0，左眼 0.8。左眼角膜 KP（+），灰白尘状，视乳头边界清，色红润，黄斑中心凹反光具体，视网膜血管可见弥漫性白鞘，鼻下周边视网膜可见片状黄白色病灶伴出血，周边可见颗粒状卫星灶。

诊断依据：①发现抗 HIV 阳性 2 个月，左眼视物模糊 1 周。②查体可见最佳矫正视力右眼 1.0，左眼 0.8。左眼角膜 KP（+），灰白尘状，视乳头边界清，色红润，黄斑中心凹反光具体，视网膜血管可见弥漫性白鞘，鼻下周边视网膜可见片状黄白色病灶伴出血，周边可见颗粒状卫星灶。③辅助检查可见 $CD3^{+}CD4^{+}$T 淋巴细胞 73 个 /μL；HIV-RNA 1.4×10^{6} copies /mL；房水检测示左眼 CMV-DNA 2.2×10^{4} copies/mL。

巨细胞病毒性视网膜炎常发生于 $CD4^{+}$T 淋巴细胞计数＜ 50 个 /μL

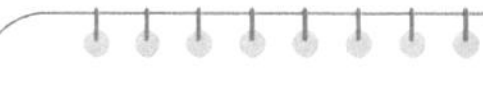

的患者中，当 $CD4^{+}T$ 淋巴细胞计数上升至 200 个 /μL 以上时，此病的发生概率较低。患者多以眼前黑影、视力下降为主诉来诊，眼前节反应较轻，部分患者角膜可见灰白尘状 KP，玻璃体混浊一般较轻，诊断主要依靠眼底检查，典型表现为进行性、坏死性视网膜炎，沿血管分布的黄白色病灶伴片状出血，可合并视网膜血管炎，即“奶酪番茄酱”样视网膜坏死伴出血。霜样树枝状视网膜血管炎最早由日本学者 Ito 等于 1976 年首先报道，因其病变表现为围绕视网膜血管周围出现黄白色渗出，类似树枝上的冰霜而命名。其病因不明，多数认为与体内免疫机制异常有关，发病与巨细胞病毒、获得性人类免疫缺陷病毒、人类疱疹病毒 4 型、流感病毒等感染有关。本例患者合并获得性人类免疫缺陷病毒及巨细胞病毒感染，与既往报道病因相符。治疗上和其他类型的巨细胞病毒性视网膜炎相同，采用全身联合局部的抗病毒治疗，治疗效果明显。

病例点评

AIDS 合并巨细胞病毒性视网膜炎患者出现霜样树枝状视网膜血管炎大多发生在 HAART 开始后，主要是 HAART 后患者的 $CD4^{+}T$ 淋巴细胞计数上升，体内引发了免疫重建炎性综合征，从而引起了视网膜血管出现炎性改变。目前在 AIDS 合并巨细胞病毒性视网膜炎患者中，出现霜样树枝状视网膜血管炎相对少见，在治疗上仍以全身及局部抗病毒治疗为主，对于炎症反应明显的患者，可联合局部糖皮质激素治疗。

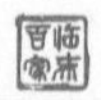

【参考文献】

1. ITO Y. Frosted branch angiitis in a child. Rinsho Ganka，1976，30：797-803.
2. FINE H F，SMITH J A，MURANTE B L，et al. Frosted branch angiitis in a child with HIV infection. Am J Ophthalmol，2001，131（3）：394-396.
3. FARRANDO J，FONOLLOSA A，SEGURAA，et al. Frosted branch angiitis associated with epstein-barr virus systemic infection. Ocular immunology and inflammation，2008，16（1）：41-43.

（王胜男　周洋　孙挥宇　整理）

病例 4
HIV 感染 /AIDS 合并周边型巨细胞病毒性视网膜炎

病历摘要

【基本信息】

患者，男性，32 岁。

主诉：间断发热 7 个月，发现抗 HIV 抗体阳性 5 个月

现病史：7 个月前出现间断发热，体温最高 40 ℃，伴畏寒、寒战、咽部不适；5 个月前就诊于当地医院，诊断口腔真菌感染，肺部感染等，同时发现 HIV 抗体阳性，$CD4^{+}T$ 淋巴细胞 3 个 /μL，诊断 AIDS；4 个月前开始 HAART；2 个月前因复诊贫血加重，为进一步诊治收入我院，入院后因 $CD4^{+}T$ 淋巴细胞较低，于我科常规检查眼底。

既往史：平素健康，否认高血压、糖尿病、冠心病等病史。

个人史：否认冶游史，否认吸烟史，已婚已育。

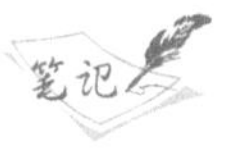

【体格检查】

全身情况：体温 36.8 ℃，脉搏 100 次 / 分，呼吸 20 次 / 分，血压 104/71 mmHg，神志清楚，体形消瘦，慢性病容，皮肤弹性正常，肝掌阴性，蜘蛛痣阴性，口唇无发绀，双肺呼吸音清，心律齐，各瓣膜听诊区未闻及病理性杂音，腹部平坦，无压痛、反跳痛，移动性浊音阴性，四肢肌力正常，膝腱反射未引出，右侧 Babinski 征可疑阳性，双下肢无水肿。

眼科检查：视力右眼 0.8，左眼 0.8。眼压右眼 15 mmHg，左眼 13 mmHg。双眼角膜清，前房中深，瞳孔圆，晶状体清，眼底双眼视乳头边界清，右眼视网膜周边鼻侧及颞侧可见一处点状病灶，左眼视网膜颞侧周边可见数个白色颗粒样病灶（图 4-1，图 4-2）。

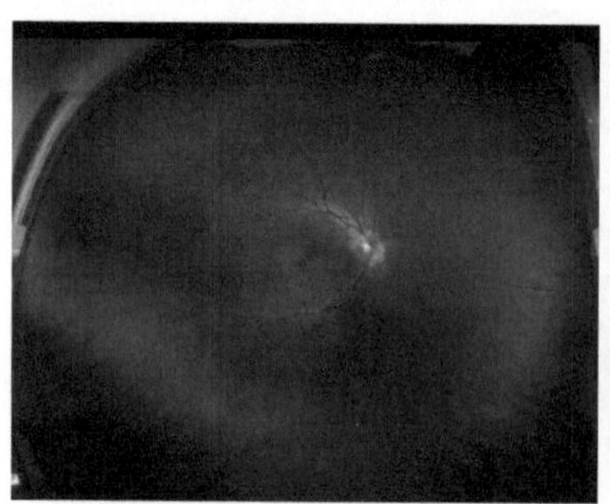
图 4-1 右眼治疗前眼底

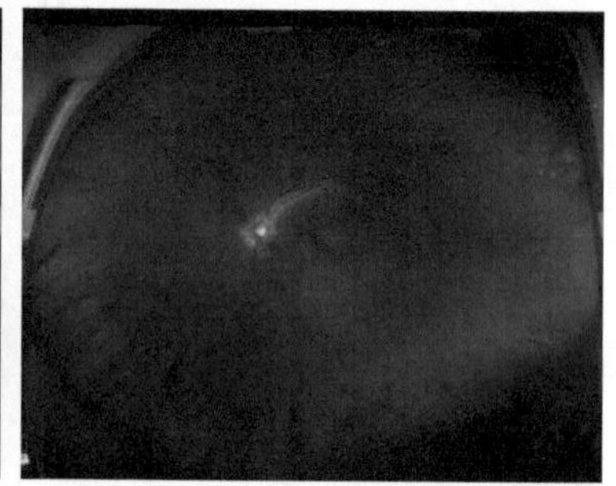
图 4-2 左眼治疗前眼底

【辅助检查】

HIV 抗体阳性。

HIV-RNA 载量 136 245 copies/mL。

$CD4^+T$ 淋巴细胞 1 个 /μL。

血常规：WBC 2.4×10^9/L，HGB 57 g/L，PLT 199×10^9/L。

TORCH 检查系列均为阴性。

乙肝表面抗原、丙肝抗体、梅毒均为阴性，结核抗体阴性。

【诊断】

巨细胞病毒性视网膜炎；获得性免疫缺陷综合征；重度贫血

【治疗经过】

患者入院后完善各项检查，明确诊断，行左眼前房穿刺抽液查 CMV-DNA 为 2.29×10^3 copies/mL。予以膦甲酸钠全身抗 CMV 治疗，后因重度贫血及白细胞减少，改用玻璃体腔注射更昔洛韦 2 mg，每周 1 次治疗。

2 个月后眼科门诊复诊，患者因全身情况较差，停止更昔洛韦注射近 1 个月，查体可见双眼再次出现新发病灶（图 4-3，图 4-4），查 CMV-DNA 右眼 2.76×10^2 copies/mL，左眼 3.30×10^2 copies/mL，因患者白细胞明显减少且重度贫血，无法使用全身抗 CMV 药物治疗，故继续双眼玻璃体腔注射更昔洛韦，至其白细胞恢复正常后改用口服药物。1 年后眼科复诊，眼底病灶陈旧，瘢痕形成（图 4-5，图 4-6）。

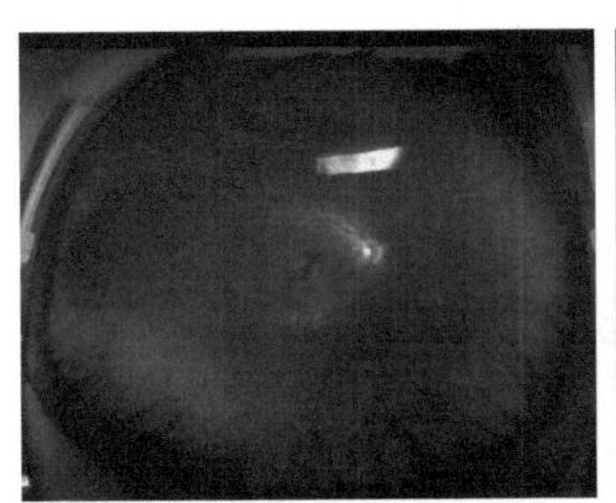

图 4-3　右眼 2 个月后眼底

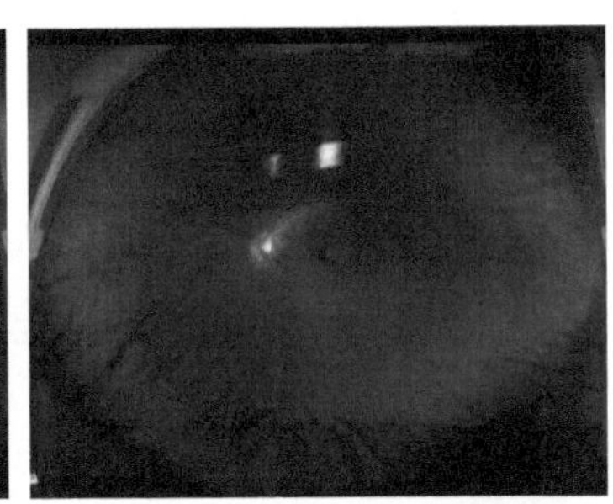

图 4-4　左眼 2 个月后眼底

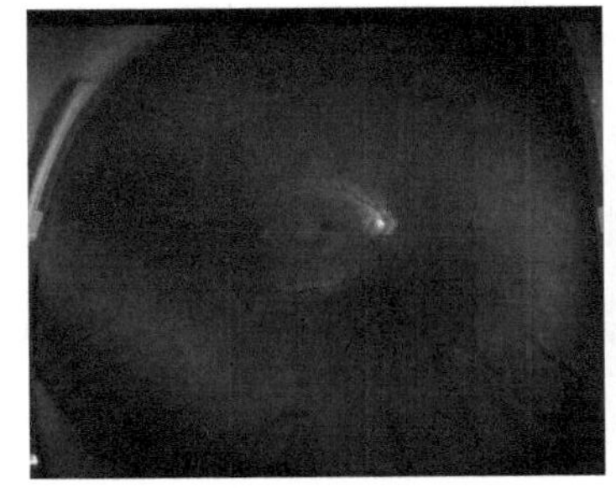

图 4-5　右眼 1 年后眼底

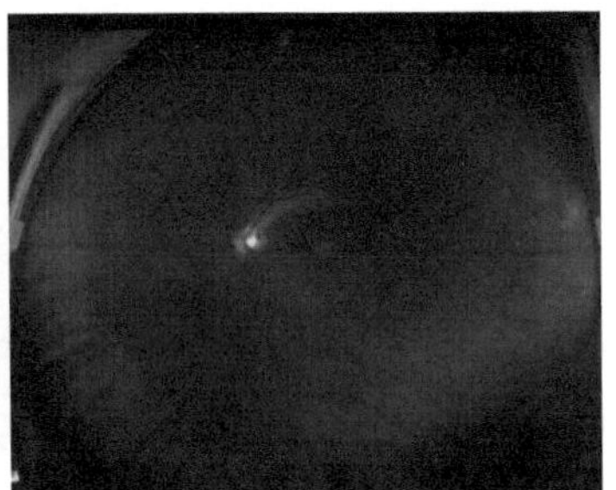

图 4-6　左眼 1 年后眼底

【随访】

2 年后电话随访，病情同前，无变化。

病例分析

病例特点：患者青年男性，隐匿起病，有高危性行为史，HIV 阳性病史明确，因 $CD4^{+}T$ 淋巴细胞低下，眼底检查时发现双眼周边白色颗粒样病灶，前房水 CMV-DNA 阳性，且抗 CMV 治疗有效。

诊断依据有以下几点。① AIDS：患者有高危性行为史，抗 HIV 抗体阳性，$CD4^{+}T$ 淋巴细胞 1 个 /μL，存在 CMV 感染，故艾滋病期诊断明确。②巨细胞病毒性视网膜炎（cytomega-lovirus retinitis，CMVR）：患者 $CD4^{+}T$ 淋巴细胞低下，查体可见双眼视网膜周边呈现白色颗粒样病灶，房水 CMV-DNA 阳性，故诊断明确。③重度贫血：患者血常规提示 HGB 降至 57 g/L，诊断明确。

CMVR 根据其发生部位可以分为中心型和周边型。周边型 CMVR 患者病变早期无症状或症状不明显，表现为颗粒样病变，多呈圆形或椭圆形黄白色颗粒样，伴或不伴出血，无血管鞘。

病例点评

本例患者为比较典型的周边型 CMVR。CMVR 通常发生于 $CD4^{+}T$ 淋巴细胞 50 个 /μL 以下的患者，本患者 $CD4^{+}T$ 淋巴细胞仅 1 个 /μL，数量十分低下。周边型的患者通常对视力影响较小，所以对 $CD4^{+}T$ 淋巴细胞低下的患者进行常规眼底检查是十分必要的，早期发现、早期治疗能将视网膜病灶尽快控制，从而减小对视网膜的损伤。

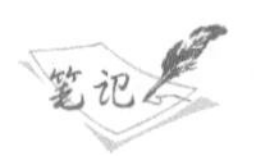

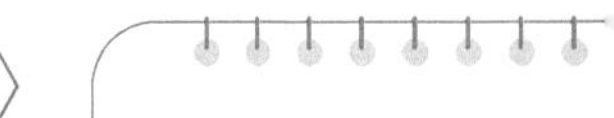

CMVR 病灶不典型时，如果怀疑此病，房水穿刺抽液不失为一种快捷且准确的方式，除了极早期病灶较小（< 2 PD）患者房水检测可能呈现阴性，其敏感度及特异性都是很高的。对于全身情况差，不能长期全身使用抗 CMV 治疗的患者，也可以局部玻璃体腔注药。

【参考文献】

1. CARMICHAEL A. Cytomegalovirus and the eye. Eye（Lond），2012，26（2）：237-240.
2. MAO F，SUN H，LI D，et al. Polymerase chain reaction analysis of aqueous humor specimens in the diagnosis of cytomegalovirus retinitis in AIDS patients. Eur J Ophthalmol，2020，30（4）：738-742.
3. DANISE A，CINQUE P，VERGANI S，et al. Use of polymerase chain reaction assays of aqueous humor in the differential diagnosis of retinitis in patients infected with human immunodeficiency virus. Clin Infect Dis，1997，24（6）：1100-1106.

（毛菲菲　倪亮　整理）

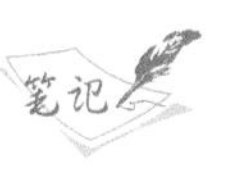

病例 5 HIV 感染/AIDS 合并巨细胞病毒性视网膜炎复发

病历摘要

【基本信息】

患者，男性，34 岁。

主诉：发现抗 HIV 抗体筛查阳性 5 年，左眼视力下降 1.5 个月。

现病史：5 年前发现抗 HIV 抗体筛查有反应，未做确证试验，未做 $CD4^{+}T$ 淋巴细胞及 HIV 病毒载量检查，未启动抗逆转录病毒治疗（anti-retroviral therapy，ART）。患者左眼视力下降 1.5 个月，不伴眼红、眼胀、眼痛。

既往史：8 岁时诊断乙型肝炎，未规律治疗，5 年前开始规律服用恩替卡韦。5 年前发现抗 HIV 抗体筛查有反应，未做确证试验。

个人史：否认吸烟史，已婚已育，有同性性行为史。

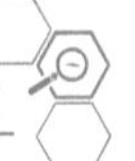

【体格检查】

全身情况：一般情况好，全身检查无特殊。

眼科检查：视力右眼 0.3，左眼 0.1。眼压右眼 9 mmHg，左眼 10 mmHg。双眼角膜清，KP（–），前房中深，Tyn（–），瞳孔圆，对光反应灵敏，晶状体清，眼底双眼视乳头界清色可，双眼可见大片视网膜坏死及出血。右眼黄斑下方可见大片视网膜坏死出血（图 5-1）；左眼累及黄斑区、黄斑颞上、黄斑颞下（图 5-2）。

【辅助检查】

HIV 病毒载量 80 020 copies/mL，$CD4^{+}T$ 淋巴细胞 13 个 /μL。

OCT：右眼黄斑中心颞侧可见片状神经纤维层水肿，结构紊乱（图 5-3）；左眼黄斑区神经上皮层脱离，黄斑颞侧神经纤维层萎缩变薄（图 5-4）。

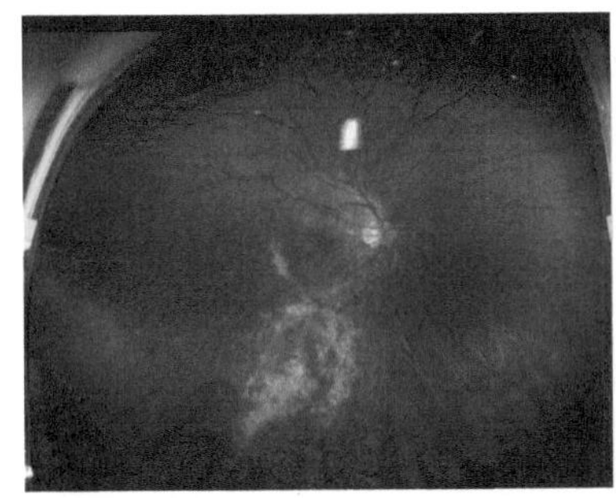

图 5-1　右眼治疗前眼底

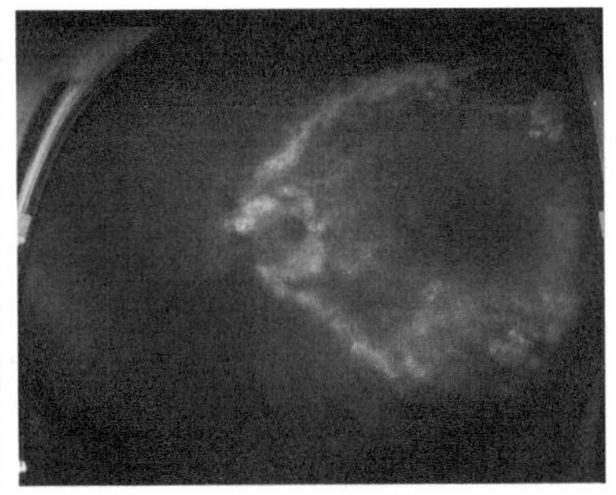

图 5-2　左眼治疗前眼底

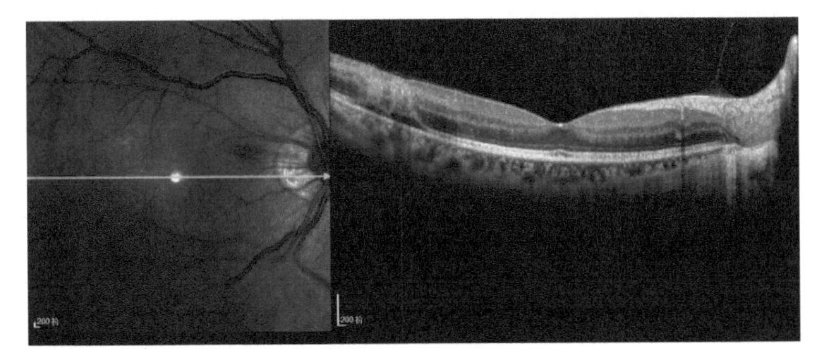

图 5-3　右眼 OCT

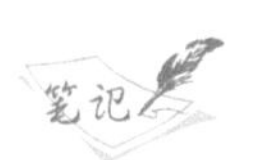

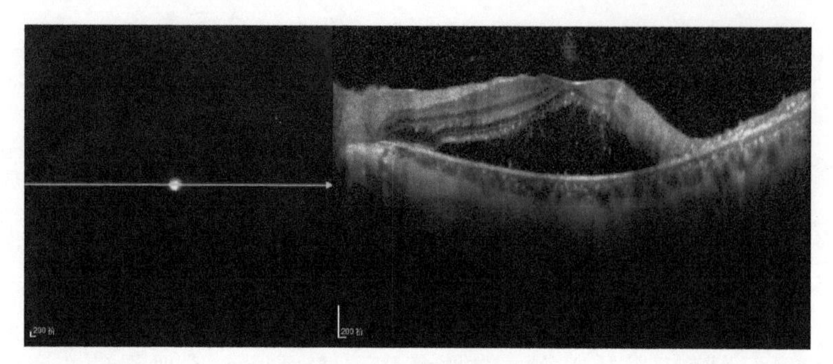

图 5-4　左眼 OCT

【诊断】

双眼 CMVR；AIDS；慢性乙型病毒性肝炎。

【治疗经过】

给予患者全身及眼内抗巨细胞病毒治疗。全身治疗包括 3 周的静脉滴注膦甲酸钠，而后改为口服更昔洛韦治疗，根据随访情况进行改药或停药。眼内治疗为双眼给予更昔洛韦玻璃体腔注射，剂量为 2 mg，每周 1 次。眼内注药前抽取房水 0.1 mL 进行巨细胞病毒 PCR 检测。

治疗 3 周后，患者已进行 3 次玻璃体腔注射。眼部检查示视力右眼 0.5，左眼 0.4；眼压右眼 11 mmHg，左眼 10 mmHg。双眼角膜清，KP（–），前房中深，Tyn（–），瞳孔圆，对光反应灵敏，晶状体清，眼底双眼底无活动病灶，可见视网膜血管白线，部分坏死区视网膜萎缩（图 5-5，图 5-6）。OCT 示右眼黄斑中心颞侧病灶区视网膜变薄，层次欠清晰（图 5-7）；左眼黄斑区神经上皮层脱离较前明显降低，黄斑颞侧神经纤维层萎缩变薄（图 5-8）。

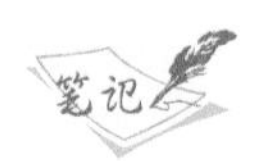

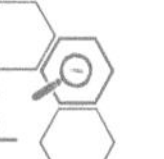

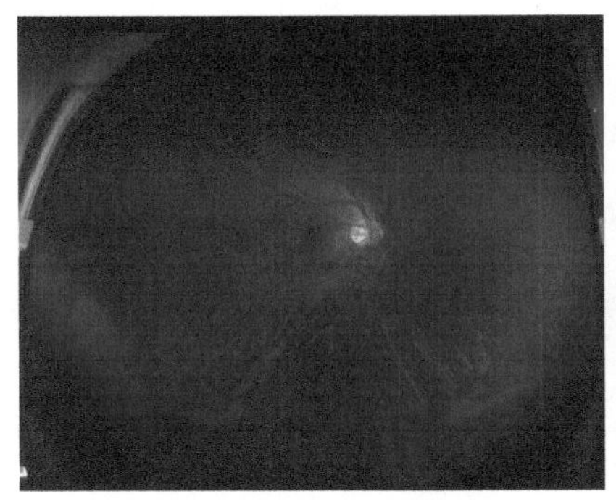

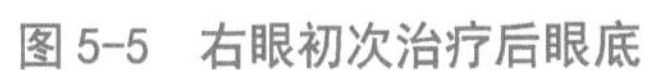

图 5-5 右眼初次治疗后眼底

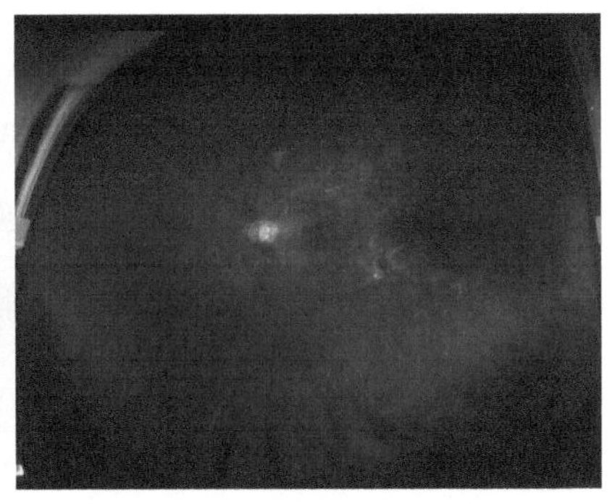

图 5-6 左眼初次治疗后眼底

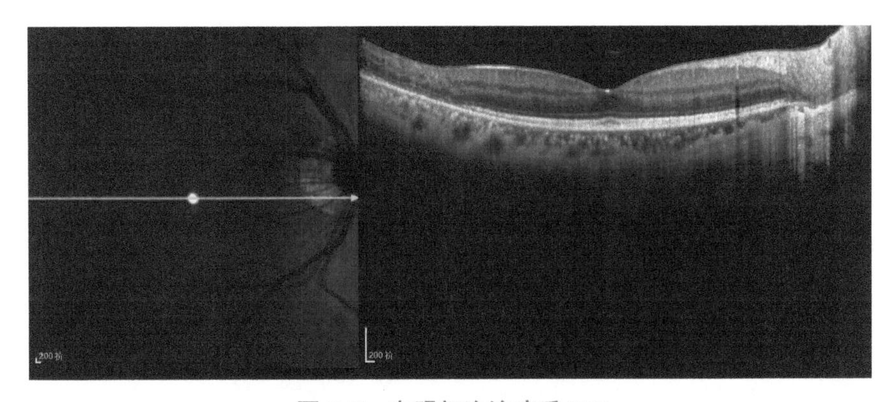

图 5-7 左眼初次治疗后 OCT

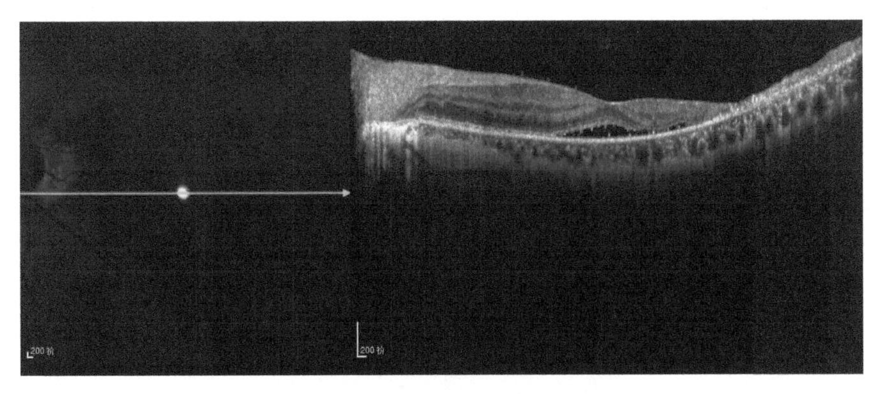

图 5-8 右眼初次治疗后 OCT

经过 1 个月治疗患者全身情况及眼部情况好转，开始 ART，继续口服更昔洛韦治疗并出院。患者出院后因白细胞低，当地医院将更昔洛韦改为阿昔洛韦 0.2 g，每日 5 次，口服。

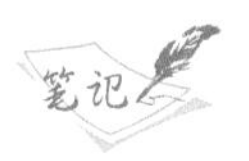

3 周后患者双眼视力再次下降，因此再次来我院治疗。眼科查体示视力双眼 0.2，眼压右眼 11 mmHg、左眼 10 mmHg，双眼结膜无充血，角膜清，前房中深，瞳孔圆，对光可，晶状体清。眼底双眼视乳头边清色可，右眼下方及颞侧网膜可见大片出血渗出灶，累及黄斑，鼻侧可见小片状出血（图 5-9），左眼原颞侧病变向鼻侧明显扩大，累及黄斑及视乳头周边（图 5-10）。

OCT 示右眼黄斑中心颞侧病灶区视网膜明显萎缩变薄，黄斑区神经纤维层水肿（图 5-11）；左眼黄斑区神经上皮层浅脱离，黄斑颞侧神经纤维层明显萎缩变薄，范围较前扩大（图 5-12）。$CD4^{+}$T 淋巴细胞 51 个 /μL，HIV 病毒载量 27 copies/mL。

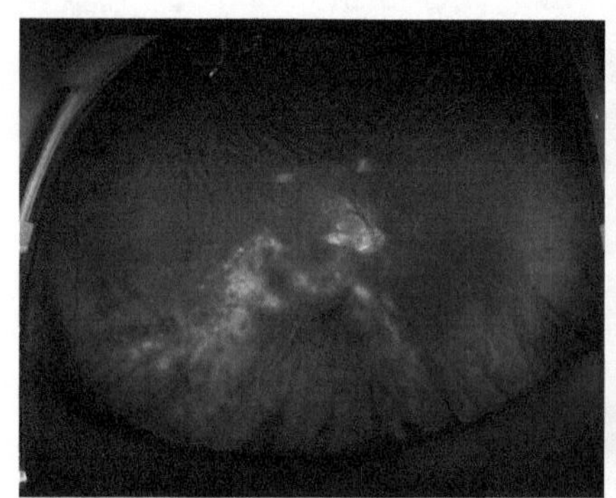

图 5-9　右眼复发时眼底

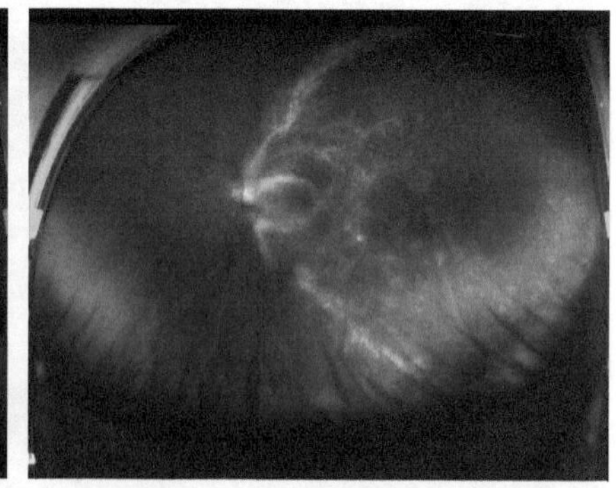

图 5-10　左眼复发时眼底

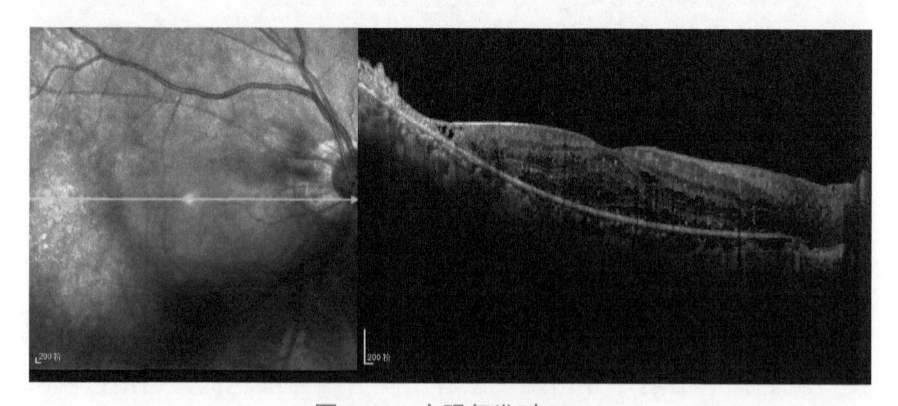

图 5-11　右眼复发时 OCT

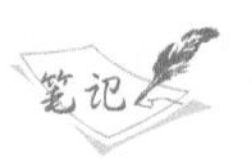

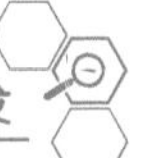

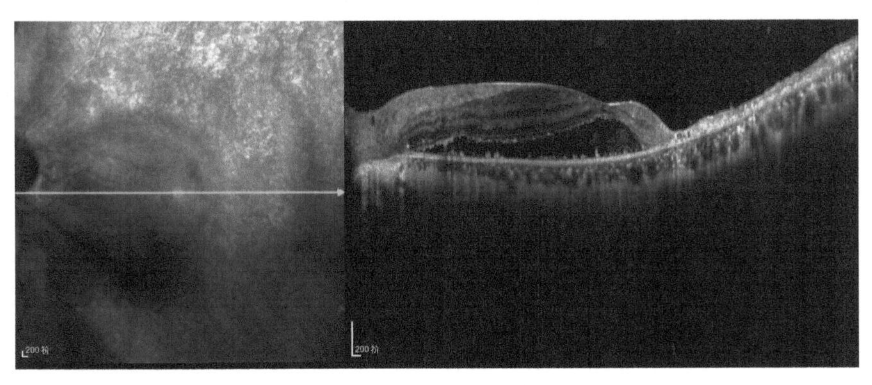

图 5-12　左眼复发时 OCT

入院后继续行 ART，继续眼内抗巨细胞病毒治疗，全身给予更昔洛韦联合膦甲酸钠。患者眼底病灶逐渐控制。CMVR 复发治疗 1 个月后，视力右眼 0.3、左眼 0.25；眼压右眼 9 mmHg、左眼 10 mmHg；双眼结膜无充血，角膜清，前房中深，房闪（+），瞳孔圆，对光可，晶状体清。眼底双眼视乳头边清色可，右眼下方出血渗出灶较前好转，累及黄斑，下方大片血管闭塞，鼻侧可见片状出血（图 5-13），左眼颞侧大片渗出灶较前好转，大片血管闭塞，累及黄斑（图 5-14）。

OCT示右眼黄斑中心颞侧病灶区视网膜明显萎缩变薄（图 5-15）；左眼黄斑区神经上皮层水肿，黄斑中心凹颞侧神经纤维层明显萎缩变薄（图 5-16）。

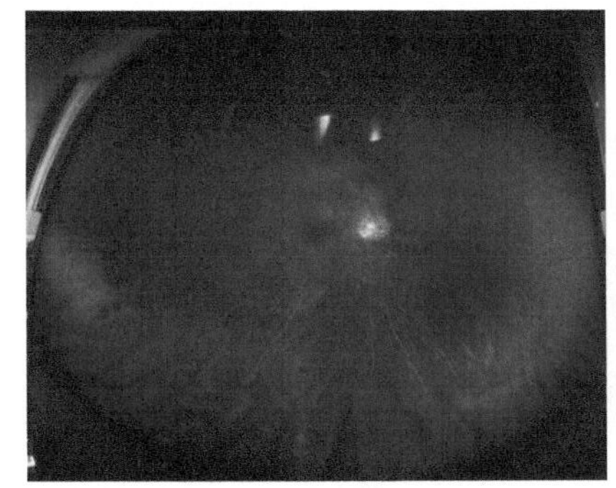

图 5-13　右眼治愈后眼底

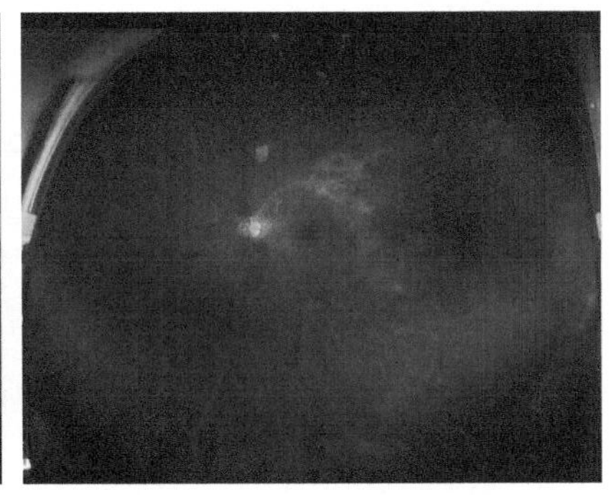

图 5-14　左眼治愈后眼底

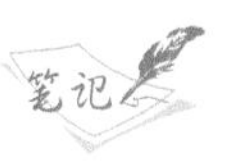

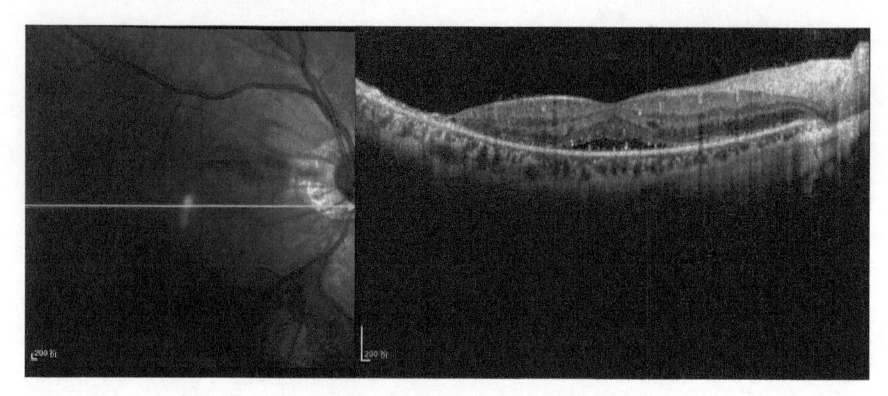

图 5-15　右眼治愈后 OCT

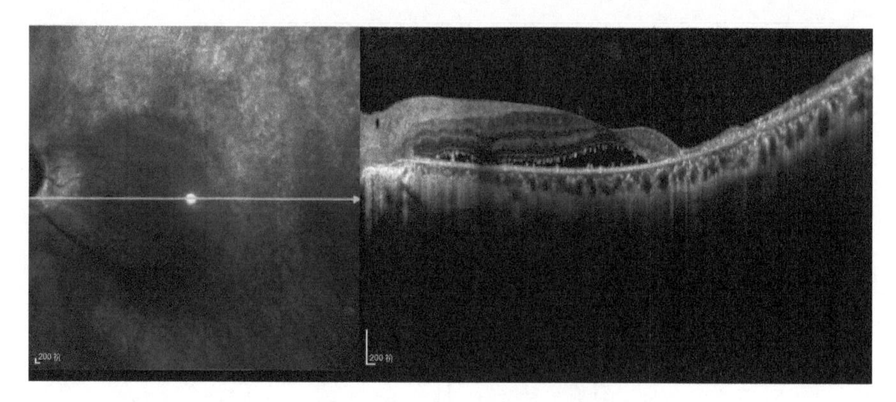

图 5-16　左眼治愈后 OCT

【随访】

患者后续规律服药，目前随访 8 个月，双眼 CMVR 未再复发。

病例分析

病例特点：患者青年男性，急性起病，AIDS，主要表现为双眼视力下降 1.5 个月。

诊断依据：患者有 HIV 抗体阳性病史。主诉视力下降，查体双眼底可见大片视网膜坏死及出血，故可诊断双眼 CMVR。

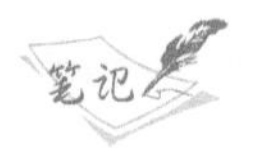

CMVR 是 AIDS 患者最常见的严重的眼部并发症，是低收入和

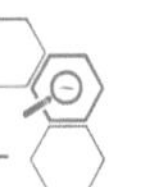

中等收入国家 AIDS 患者致盲的原因之一。CMVR 的危险因素包括 $CD4^+T$ 淋巴细胞计数＜ 50 个 /μL、机会性感染既往史、HIV-RNA 水平高和 CMV 病毒血症。

大多数 CMVR 患者为单侧起病，但若未及时治疗最终多进展为双侧。CMVR 早期多无症状，进展阶段典型表现包括飞蚊症、闪光感、眼前黑影、外周视野缺损或突然出现的视力下降。若不及时治疗，眼底病变持续进展可出现视网膜脱落、视神经萎缩，甚至永久性失明。

临床上通常根据视网膜的特征性改变来诊断 CMVR。典型镜下表现分为 2 种类型，一种为暴发型 CMVR，眼底可见发生在后极部的沿视网膜血管弓分布的黄白色渗出坏死灶，活动性边缘呈颗粒状，常伴有视网膜出血、血管鞘，呈“奶酪番茄酱”样改变。另一种为颗粒型 CMVR，表现为发生在视网膜中周部的白色或黄白色片状或簇状渗出坏死灶，可融合，活动边缘呈颗粒状，伴或不伴视网膜出血及血管鞘。该类型通常开始于外周视网膜，并逐渐向后极部发展。另外，房水、玻璃体中 CMV-DNA 检测阳性也可作为 CMVR 的诊断依据，且载量高低可准确提示 CMVR 疾病活动情况。

CMVR 的复发可出现在 CMVR 病情好转或治愈后，可表现为新发视网膜病变、新发视网膜混浊或陈旧病变边界扩大。CMVR 出现的临床复发一般是由于未发生 ART 介导的免疫重建；最初的视网膜病变愈合后可能加固血 – 视网膜屏障，从而阻止药物进入视网膜和玻璃体；对抗 CMV 药物治疗依从性差；对 CMVR 药物有耐药性。

CMVR 复发需要与 CMVR 免疫重建炎症综合征（immune reconstitution inflammatory syndrome，IRIS）鉴别，即 HIV 感染者启用 ART 后出现的、与原有感染病程反常恶化相关的一系列炎症性疾

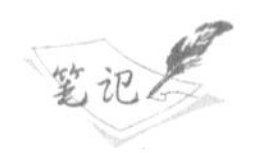

病，其可在开始 ART 后任意时间（数周到数年不等）出现明显的临床症状。CMVR 相关 IRIS 症状包括无痛性飞蚊症、视物模糊、闪光感、视力下降或眼痛，眼底表现为强烈的炎症反应。

对于出现 CMVR 的 AIDS 患者，治疗包括抗巨细胞病毒治疗及针对 HIV 的 ART。抗巨细胞病毒治疗包括全身治疗和（或）玻璃体内治疗。

对于初发 CMVR 患者，如果病灶距离黄斑中心凹＜ 1500 μm 或邻近视乳头，应尽早采用局部玻璃体腔注射联合全身性治疗。否则，可单独全身性治疗。全身的初始诱导治疗通常持续到视网膜炎静止为止（一般为 2 ～ 3 周），继之以低剂量维持治疗。全身性治疗通常选择口服缬更昔洛韦、静脉用更昔洛韦、静脉用膦甲酸钠、静脉用西多福韦。

对于 CMVR 复发患者，我们一般建议静脉用更昔洛韦（或口服缬更昔洛韦）+ 静脉用膦甲酸钠双联治疗，除非患者最近才开始接受 ART，这种情况下预期会出现进一步的免疫重建，单用缬更昔洛韦或膦甲酸钠再诱导即可。若患者对上述药物耐药或不耐受，可以使用来特莫韦。

已开始 ART 的 HIV 患者如果符合以下 3 个条件，才可停止抗巨细胞病毒维持治疗：①视网膜炎静止；②已接受至少 3 个月的抗巨细胞病毒治疗；③ $CD4^{+}T$ 淋巴细胞计数≥ 100 个 /μL 至少 3 个月。

本例患者未开始 ART，入院后根据其眼底表现诊断 CMVR，其眼底坏死病灶临近黄斑中心凹及视乳头，所以立即对患者进行玻璃体腔注射联合全身性治疗。治疗 3 周后开始 ART。患者双眼的眼底病情迅速得到有效控制。患者出院继续治疗。但是患者因为更昔洛韦的骨髓抑制导致白细胞减少，当地医院将更昔洛韦改为阿昔洛韦

笔记

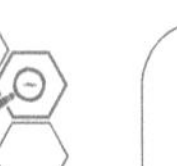

进行治疗。而阿昔洛韦并不具有抗巨细胞病毒功能，且患者的 $CD4^{+}T$ 淋巴细胞数也还未提升至 100 个 /μL，免疫力仍然较低。于是患者在出院后 3 周出现双眼视力明显下降，回我院复查后发现双眼 CMVR 复发，且复发病灶较初发时更加接近黄斑中心凹和视乳头，对视力的损伤更加严重。对于此复发病例，我们全身给予更昔洛韦联合膦甲酸钠治疗，并继续玻璃体腔注药，最终患者双眼病情逐渐得到控制。

病例点评

CMVR 患者针对 HIV 开始 ART 后，可能因 IRIS 而出现严重眼内炎症，即 CMVR 相关 IRIS。启动 ART 及随之的免疫重建可能会使 CMVR 的表现出现变化。一些 CMVR 患者在开始强效 ART 时就存在非活动性 CMVR 或亚临床 CMV 视网膜感染，随后在 ART 见效、$CD4^{+}T$ 淋巴细胞绝对计数增加后的几个月内，会出现新的视网膜混浊区域。这些新的视网膜病变可位于先前已愈合的病变边缘。本例患者在出院后未再继续有效抗巨细胞病毒治疗，且 ART 尚未使免疫重建，$CD4^{+}T$ 淋巴细胞仅为 51 个 /μL，原视网膜病灶边缘出现新视网膜坏死病灶，眼内炎症反应不重。所以本例患者应诊断为 CMVR 复发，而非 CMVR 相关 IRIS。

患者在 CMVR 治疗期间、治疗后出现视力下降、眼前黑影等症状或眼底病情出现加重、反复，应判断是否有 CMVR 复发、免疫重建炎症综合征。若患者出现 CMVR 复发，需寻找病因，查明患者是否免疫重建、是否遵医嘱服药、是否出现耐药，并进行补救治疗。CMVR 患者要定期随访，达到指征才可停药，眼部不适应及时就诊，可及时发现 CMVR 复发及 CMVR 相关 IRIS。

【参考文献】

1. SITTIVARAKUL W，SEEPONGPHUN U. Incidence rates and risk factors for vision loss among AIDS-related cytomegalovirus retinitis patients in southern Thailand. Ocul Immunol Inflamm，2018，26（1）：82-89.
2. OCIECZEK P，BARNACLE J R，GUMULIRA J，et al. Cytomegalovirus retinitis screening and treatment in human immunodeficiency virus patients in malawi：a feasibility study. Open Forum Infect Dis，2019，6（11）：ofz439.
3. TURNER N，STRAND A，GREWAL D S，et al. Use of letermovir as salvage therapy for drug-resistant cytomegalovirus retinitis. Antimicrob agents chemother，2019，63（3）：e02337-18.
4. STEWART M W. Ophthalmologic disease in HIV infection：recent changes in pathophysiology and treatment. Curr Infect Dis Rep，2017，19（12）：47.

（刘夕瑶　韩宁　孙挥宇　整理）

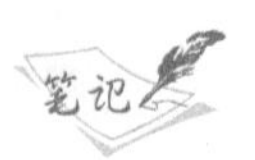

病例 6
HIV 感染 /AIDS 陈旧巨细胞病毒性视网膜炎继发孔源性视网膜脱离

病历摘要

【基本信息】

患者，男性，42 岁。

主诉：左眼视力下降 3 个月。

现病史：患者左眼视力下降 3 个月，不伴眼红、眼胀、眼痛。

既往史：HIV 阳性 10 余年，HAART 3 年，最低 $CD4^{+}T$ 淋巴细胞计数 6 个 /μL，双眼巨细胞病毒性视网膜炎 3 年。

个人史：无传染病疫区生活史，有同性性行为史，否认吸烟史，否认饮酒史，未婚未育。

【体格检查】

全身情况：一般情况好，全身检查无特殊。

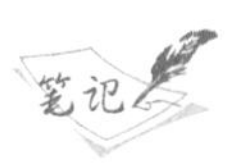

眼科检查：视力右眼 0.8，左眼手动/眼前。眼压右眼 13 mmHg，左眼 15 mmHg。右眼角膜清，KP（–），前房深，Tyn（–），瞳孔圆，对光反应灵敏，晶状体清，视乳头界清色可，黄斑中心凹反光存在，血管走行未见明显异常，周边视网膜见多处陈旧病灶（图 6-1）。左眼角膜清，KP（–），前房深，Tyn（–），瞳孔圆，药物性散大，晶状体清，视乳头界清色淡，全视网膜脱离，累及黄斑。下方视网膜大片增殖并有星形皱褶，上方及周边见多处视网膜变薄萎缩区，颞下见裂孔（图 6-2）。

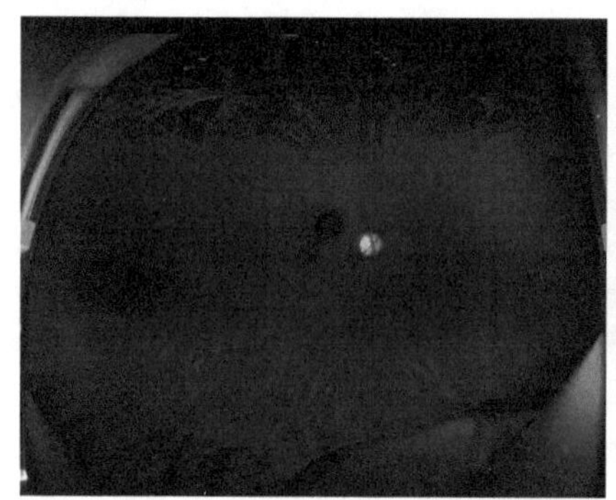

图 6-1 右眼治疗前眼底

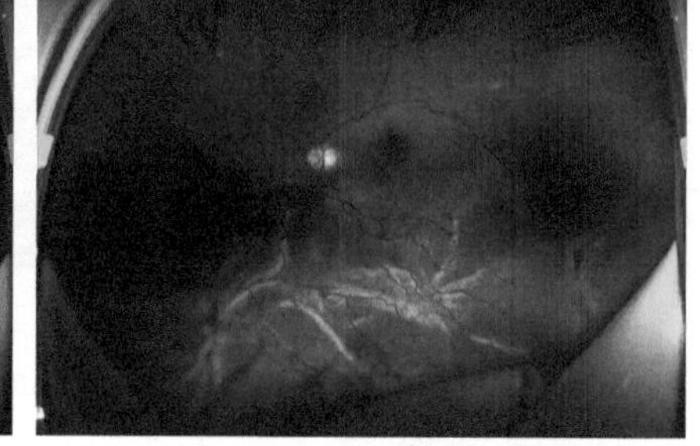

图 6-2 左眼治疗前眼底

【辅助检查】

HIV 病毒载量 56 copies/mL，$CD4^{+}$T 淋巴细胞 187 个/μL。

【诊断】

双眼陈旧巨细胞病毒性视网膜炎；左眼继发孔源性视网膜脱离；AIDS。

【治疗经过】

对患者进行左眼玻璃体切除、视网膜复位、剥膜、视网膜激光光凝、硅油填充术，手术顺利，术后患者左眼视网膜复位。术中可见视乳头色淡，上方及周边多处视网膜变薄萎缩，视乳头上方、鼻

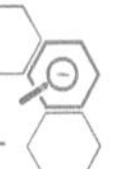

侧见圆孔，颞下方不规则裂孔。

术后第 2 天，左眼视力：指数 / 眼前，左眼眼压 20 mmHg，左眼结膜充血，角膜轻水肿，前房可，瞳孔圆，左晶状体混。左眼玻璃体腔硅油在位，视乳头界清色可，视网膜在位，视网膜裂孔周边可见激光斑（图 6-3）。

术后 2个月复查，视力右眼 0.6，左眼 0.1。眼压右眼 18 mmHg，左眼 14 mmHg。双结膜轻度充血，角膜清，前房可，瞳孔圆，右眼晶状体清，左晶状体混。右眼视乳头界清色可，黄斑中心凹反光存在，视网膜多处陈旧病灶；左眼视乳头色淡，玻璃体腔硅油在位，视网膜在位，视网膜裂孔周边激光斑形成良好（图 6-4）。

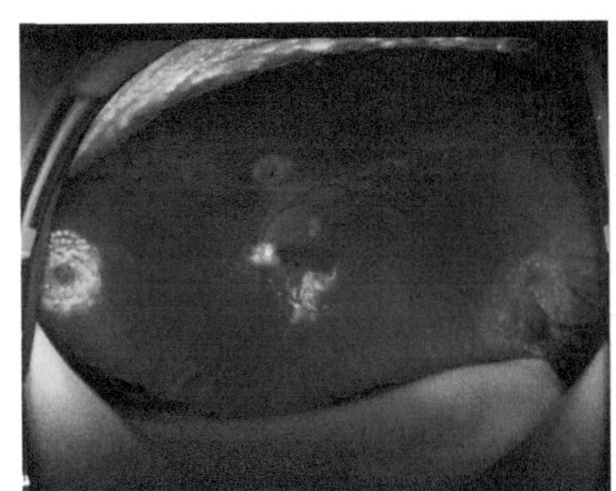

图 6-3　左眼术后 2 天眼底

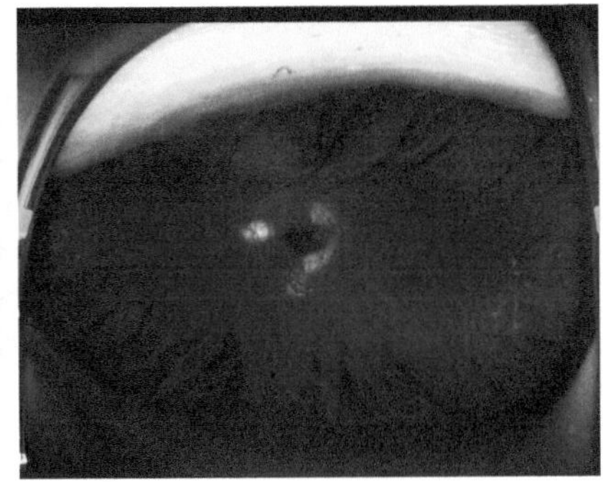

图 6-4　左眼术后 2 个月眼底

【随访】

术后 6 个月电话随访：视力右眼 0.6，左眼 0.15，患者无眼部不适。

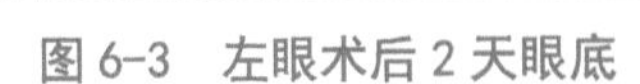

病例分析

病例特点：患者青年男性，急性起病，AIDS 及巨细胞病毒性视网膜炎病史，主要表现为左眼视物不见。

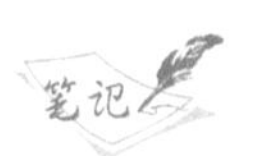

诊断依据：根据患者左眼视力下降的主诉、既往史，以及眼底表现为右眼周边视网膜见多处陈旧病灶，左眼可见视网膜陈旧病灶、裂孔、视网膜脱离、皱褶，可诊断双眼陈旧巨细胞病毒性视网膜炎，左眼继发孔源性视网膜脱离。

孔源性视网膜脱离是临床上一种眼科急症，如不及时治疗，容易导致失明。其发生需要 2 个必要条件：①视网膜裂孔；②玻璃体变性、玻璃体液化。液化的玻璃体和眼内液通过视网膜神经上皮的裂孔进入并潴留在神经上皮下，而引起的视网膜神经上皮层与色素上皮层的分离。与色素上皮层分离后，感光细胞的营养受损，最终导致感光细胞凋亡和变性。格子样变性、病理性近视、内眼手术史、外伤史等是视网膜脱离的高危因素。

孔源性视网膜脱离的诊断依据：①出现闪光感、黑幕遮挡、视力下降等症状；②眼底表现为观察到眼底出现视网膜裂孔，视网膜脱离；③部分患者伴有低眼压。还要与中心性浆液性视网膜病变、视网膜劈裂、特发性葡萄膜渗漏综合征、大泡性视网膜脱离、渗出性视网膜脱离、脉脱型视网膜脱离鉴别。

孔源性视网膜脱离的治疗主要以手术治疗为主，包括传统的巩膜扣带术、经平坦部玻璃体切割术。巨细胞病毒性视网膜炎为视网膜全层的损伤，会造成视网膜变薄，裂孔形成。因病灶范围广，常继发多处裂孔发生，因此，对于巨细胞病毒性视网膜炎继发的孔源性视网膜脱离，需行玻璃体视网膜手术，不建议巩膜扣带术。

治疗孔源性视网膜脱离的原则：①寻找视网膜裂孔；②封闭裂孔；③缓解玻璃体牵拉；④采取一些黏附措施使视网膜与其下的色素上皮形成贴附。许多患者即使术后视网膜裂孔封闭、视网膜得到解剖复位，术后视力也未得到明显改善。影响孔源性视网膜脱离复位术后

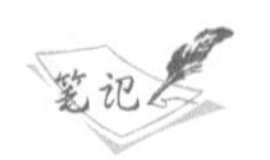

的视力恢复的因素有很多，包括术前增生性玻璃体视网膜病变分级、黄斑状态、视网膜脱离时间及脱离范围、年龄，以及并发症有关。增生性玻璃体视网膜病变是指孔源性视网膜脱离眼内细胞沿着视网膜内外表面及玻璃体内发生的广泛细胞增生。增生性视网膜病变实际上是组织损伤修复的结果，是孔源性视网膜脱离的严重并发症之一，也是手术失败的主要原因。视网膜脱离未累及黄斑者，术后的视力恢复明显优于累及黄斑者。视网膜脱离时间短的患者视力预后优于视网膜脱离时间长的患者。视网膜脱离时间在 1 周内的患者，术后视力明显得到提高；而视网膜脱离持续 2 周以上者，术后视力相对较差。

本例患者因患有 AIDS，病毒载量和免疫状态控制不佳，曾于多家医院辗转，最终于我院进行视网膜复位手术。术前患者的 HIV 病毒载量为 56 copies/mL，$CD4^{+}$T 淋巴细胞计数为 187 个 /μL，虽然未完全控制，但因视网膜脱离为急诊手术，术后视力与视网膜脱离时间长短直接相关。本例患者视网膜脱离时间已经较长，脱离区域累及黄斑且形成了增殖性玻璃体视网膜病变，需尽快手术进行视网膜复位。对于此类患者需注意围手术期处理。

病例点评

本例 AIDS 患者曾患巨细胞病毒性视网膜炎，视网膜萎缩灶形成视网膜裂孔，最终导致视网膜脱离，损伤视力。由此可见，AIDS 患者要定期检查眼底，及时发现眼底并发症。巨细胞病毒性视网膜炎患者治愈后要注意是否有视网膜萎缩、视网膜裂孔，一旦发现及早治疗，早期进行视网膜激光光凝封闭视网膜裂孔，可以防止视网膜脱离的发生，使视力免受伤害。

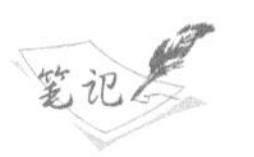

【参考文献】

1. 侯慧媛，惠延年．视网膜脱离复位手术后视功能恢复及其影响因素．国际眼科纵览，2011，35（4）：271-276.
2. 陈钰虹，朱鸿，王泓．孔源性视网膜脱离术后视功能恢复的影响因素．眼科新进展，2018，38（4）：396-400.

（刘夕瑶　郜桂菊　整理）

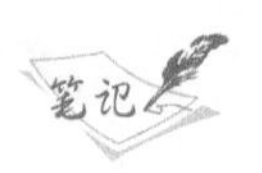

病例 7
HIV 感染 /AIDS 合并视神经视网膜炎

病历摘要

【基本信息】

患者，男性，42 岁。

主诉：头痛伴双眼视物模糊 10 余天。

现病史：患者 10 余天前无明显诱因出现头痛伴双眼视物模糊，头痛每晚发作，头顶部、双颞侧疼痛剧烈，无头晕，无恶心、呕吐，无咳嗽、咳痰，自服感冒冲剂后缓解，于当地医院就诊，未明确诊断。此后双眼视力逐渐下降，仅余光感。

既往史：7 年前诊断 AIDS、隐球菌性脑膜炎，经抗隐球菌治疗及行腰大池腹腔分流术后好转，规律服用拉米夫定片、依非韦伦片、富马酸替诺福韦二吡呋酯片治疗迄今。

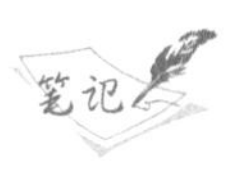

个人史：无传染病疫区生活史，否认冶游史，否认大量吸烟、饮酒史，已婚已育。

【体格检查】

全身情况：一般情况好，全身检查无特殊。

眼科检查：视力右眼 0.06，左眼指数 / 半尺。眼压右眼 12 mmHg，左眼 11 mmHg。双眼角膜清，KP(－)，前房中深，Tyn(－)，瞳孔圆，对光反应迟钝，晶状体前可见散在色素斑，晶状体尚清，眼底双视盘水肿，后极部盘周视网膜水肿，神经上皮层脱离。黄斑中心凹反光消失，血管走行未见明显异常，视网膜未见出血及渗出（图 7-1，图 7-2）。

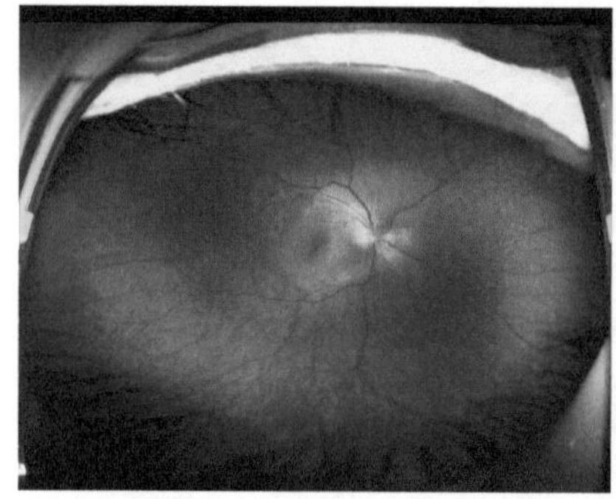

图 7-1 右眼治疗前眼底

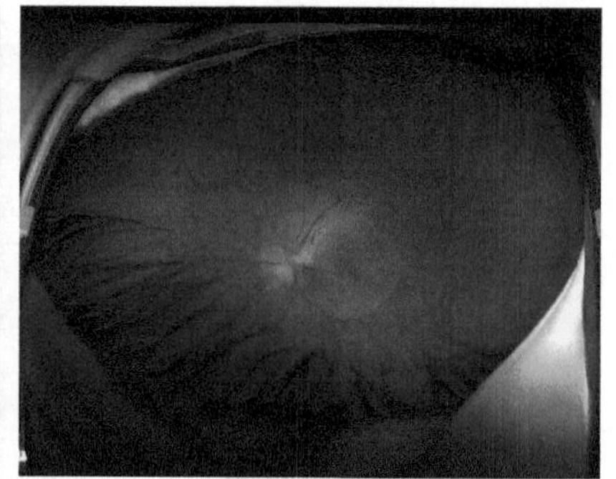

图 7-2 左眼治疗前眼底

【辅助检查】

$CD4^+T$ 淋巴细胞 422 个 /μL。

磁共振头颅平扫：左侧基底节区腔梗灶可能，建议复查。两侧脑皮层下散在灶性脱髓鞘病变左侧上颌窦炎。

OCT：双眼黄斑区神经上皮层浅脱离，高度隆起，脉络膜可见皱褶（图 7-3，图 7-4）。

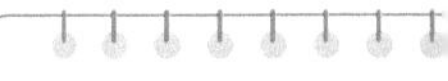

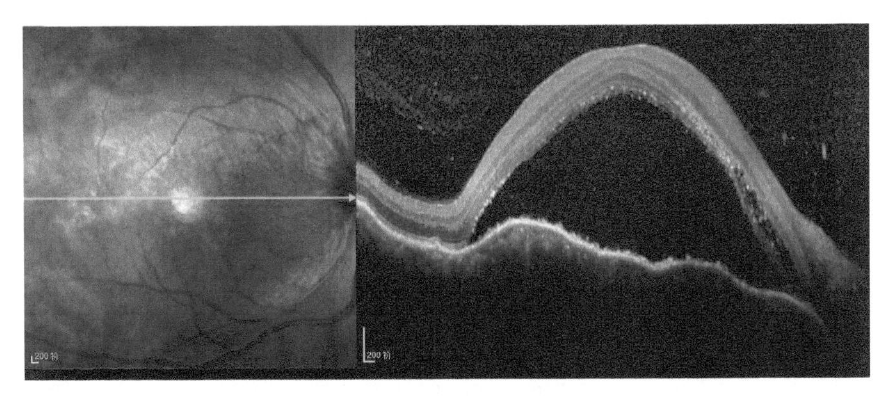

图 7-3　右眼治疗前 OCT

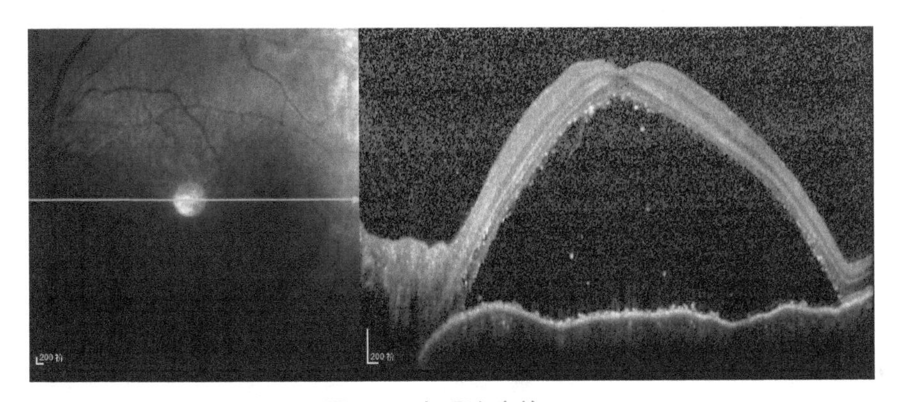

图 7-4　左眼治疗前 OCT

【诊断】

双眼视神经视网膜炎；AIDS。

【治疗经过】

针对患者双眼视神经视网膜炎予甲泼尼龙琥珀酸钠 500 mg，静脉滴注，每天 1 次，连续冲击 3 天。

激素治疗 3 天后，视力右眼 0.25，左眼 0.2；眼压右眼 12 mmHg，左眼 11 mmHg。双眼角膜清，KP（–），前房中深，Tyn（–），瞳孔圆，对光反应存在，晶状体前可见散在色素斑，晶状体尚清，眼底双眼视乳头边界欠清，黄斑中心凹反光消失，血管走行未见明显异常，视网膜未见出血及渗出。黄斑区神经上皮浅脱离，较前明显好

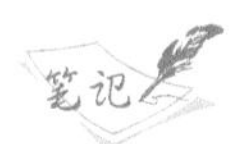

转（图 7-5，图 7-6）。OCT 显示双眼黄斑区神经上皮层脱离较前减轻（图 7-7，图 7-8）。激素减量至甲泼尼龙琥珀酸钠 250 mg，静脉滴注，每天 1 次，连续 3 天。

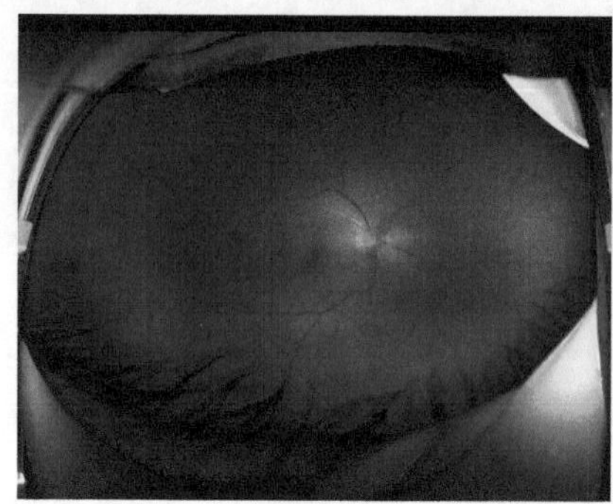

图 7-5 右眼治疗 3 天后眼底

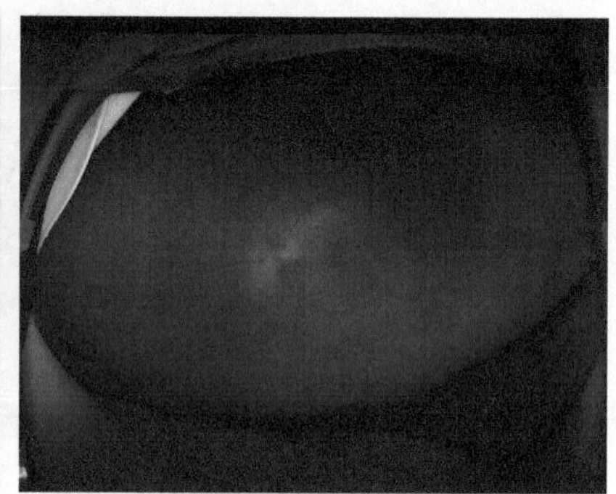

图 7-6 左眼治疗 3 天后眼底

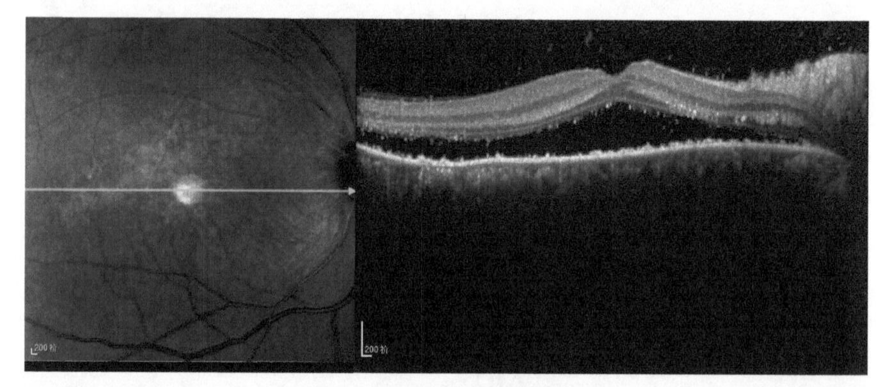

图 7-7 右眼治疗 3 天后 OCT

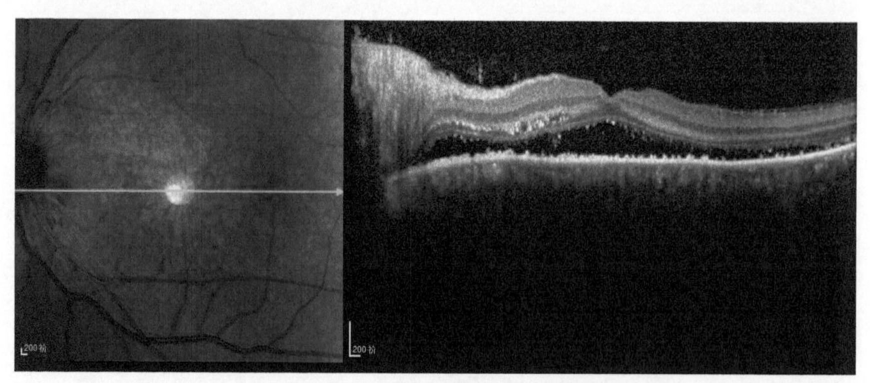

图 7-8 左眼治疗 3 天后 OCT

激素治疗 6 天后，视力右眼 0.2，左眼 0.25；眼压右眼 11mmHg，左眼 10mmHg。双眼角膜清，KP(+)，前房中深，Tyn(−)，瞳孔圆，对光反应灵敏，晶状体密度轻增高，前囊可见色素，眼底双眼视乳头边界欠清、色潮红，较前好转，右眼未见视乳头周围出血（图 7-9），左眼视乳头周围可见少量线状出血（图 7-10），后极部网膜神经上皮脱离较前减轻（图 7-11，图 7-12）。患者眼部症状较前明显减轻，头痛较前减轻。停用甲泼尼龙琥珀酸钠，排除全身禁忌后予醋酸泼尼松龙片 70 mg，每天 1 次，口服。3 天后醋酸泼尼松龙片减量至 40 mg，每天 1 次，口服，而后逐步减量。

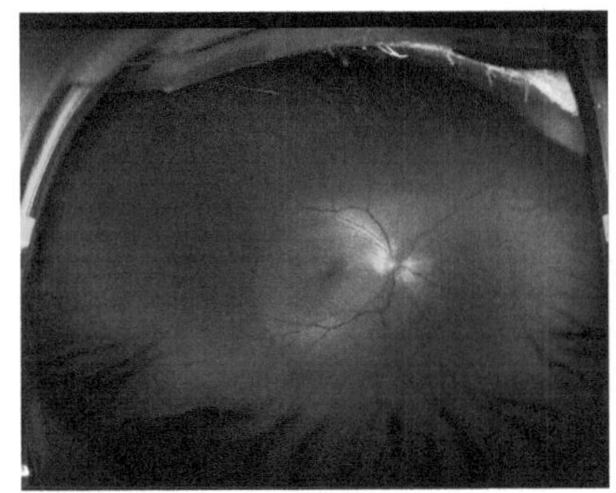

图 7-9 右眼治疗 6 天后底像

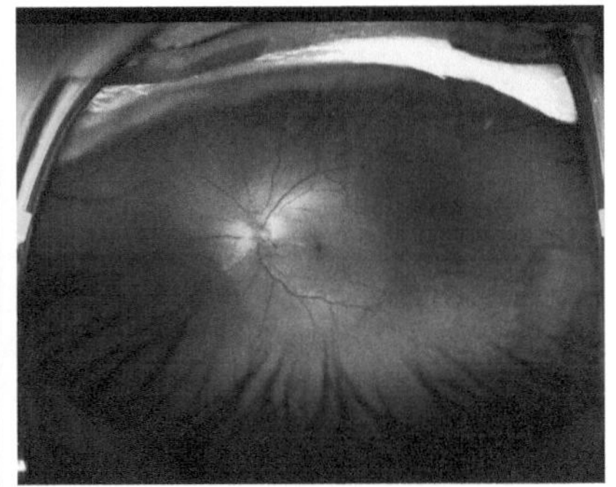

图 7-10 左眼治疗 6 天后底像

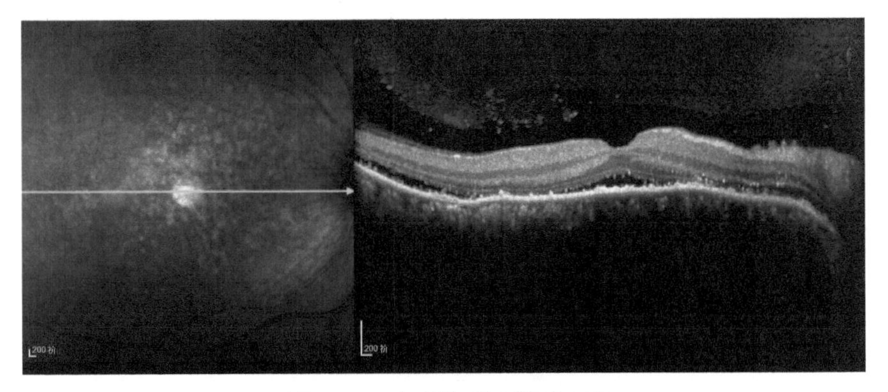

图 7-11 右眼治疗 6 天后 OCT

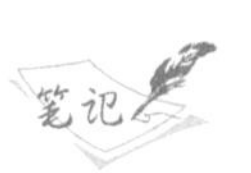

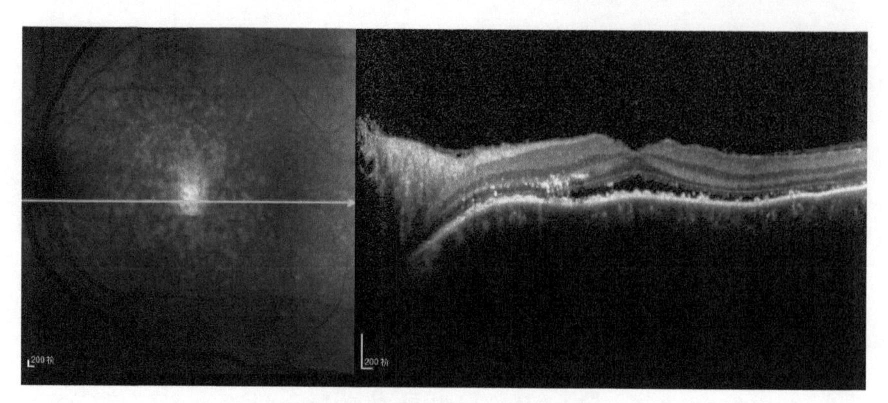

图 7-12 左眼治疗 6 天后 OCT

【随访】

激素治疗 1 个月电话随访：视力右眼 0.25，左眼 0.25，患者无头痛。

病例分析

病例特点：患者中年男性，急性起病，有 AIDS、隐球菌性脑膜炎经及行腰大池腹腔分流术病史，主要表现为头痛伴双眼视物模糊 10 余天，查体视乳头充血水肿，后极部视网膜水肿。

诊断依据：根据患者 HIV 全身感染，急剧视力下降，视乳头充血水肿，后极部视网膜水肿，诊断双眼视神经视网膜炎。

视神经视网膜炎是指主要发生在视乳头的炎症，同时周围的视网膜也受到波及，典型的改变就是合并盘周硬性渗出，或黄斑区星芒状渗出的视乳头炎。其主要与系统感染有关，常见的病因包括猫爪病、梅毒、Lyme 病、弓形体病、HIV 感染 /AIDS 和带状疱疹。

视神经视网膜炎的主要表现为单眼或双眼突然出现的视力下降，甚至可降至仅有光感，部分患者在发病 1 ～ 3 周前有病毒感染的病史；

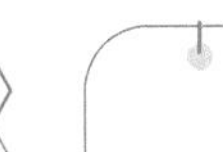

常伴有眼球球后疼痛、眼球转动时加剧；眼底表现为视乳头充血、边界不清、视乳头周围神经纤维层模糊、黄斑区水肿、黄斑区星芒状渗出。患者还可存在不同程度的色觉、对比敏感度、视野的异常。视神经视网膜炎的治疗主要包括原发感染治疗和糖皮质激素治疗。

病例点评

该患者的诊断及鉴别诊断为难点。患者头痛伴双眼视力下降，双视乳头高度水肿充血，曾患新型隐球菌性脑膜炎并行腰大池腹腔分流术后好转，应除外颅内压升高导致的视盘水肿。因该患者为急剧视力下降，盘周视网膜高度水肿，头颅磁共振未提示出血及颅内高压改变，故可除外。视神经视网膜炎一般是由全身感染引起，患者 HIV 感染阳性，曾患隐球菌性脑膜炎，是由 HIV 引起，还是由隐球菌感染引起还不可知。目前尚未有隐球菌感染引起视神经视网膜炎的报道，但是 HIV 是引起视神经视网膜炎的常见病原体之一。患者只随访了 1 个月，后续治疗反应还需要观察，是否有复发，是否出现视神经萎缩等都需要继续追踪与关注。

（刘夕瑶　孟培培　整理）

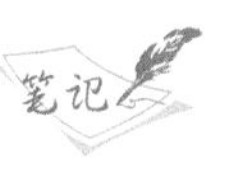

病例 8
HIV 感染 /AIDS 合并眼内炎

病历摘要

【基本信息】

患者，男性，42 岁。

主诉：咳嗽，发现 HIV 抗体阳性 8 个月，间断乏力、纳差、头晕健忘 3 个月，间断腹泻 3 天，双眼视力下降 1 周。

现病史：患者 8 个月前咳嗽明显，当地医院发现 HIV 抗体阳性，$CD4^+T$ 淋巴细胞 10 个 /μL，诊断 AIDS、肺结核、肺真菌感染，开始抗病毒治疗。2020 年 10 月患者乏力、纳差明显，记忆力明显减退，4 个月后患者复查 CD_4^+39 个 /μL，抗结核方案改为利福布汀、异烟肼，患者症状未缓解。后于我院住院治疗，给予抗结核、抗真菌治疗，HIV 多发耐药，改予拉米夫定、替诺福韦、洛匹那韦 / 利托那

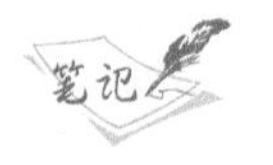

韦抗病毒治疗。根据结果考虑巨细胞病毒性脑炎，给予静脉滴注更昔洛韦联合膦甲酸钠氯化钠注射液抗 CMV 治疗，1 周前患者双眼视力下降，不伴眼红、眼胀、眼痛。

既往史：诊断 AIDS、肺结核 8 个月，抗结核方案为利福布汀、异烟肼、乙胺丁醇、吡嗪酰胺、莫西沙星、利奈唑胺，HAART 方案为拉米夫定、替诺福韦、洛匹那韦。

【体格检查】

全身情况：体温 37.0 ℃，脉搏 77 次 / 分，呼吸 18 次 / 分，血压 128/66 mmHg，双肺呼吸明显减弱，可闻及湿啰音。腹部平坦，全腹无压痛及反跳痛，双下肢无水肿，四肢肌力、肌张力正常，双侧 Babinski 征阴性，Kernig 征阴性，Brudzinski 征阴性。

眼科检查：视力右眼 0.3，左眼 0.4。眼压右眼 13mmHg，左眼 14mmHg。双眼结膜无充血，角膜清，前房中深。瞳孔圆，晶状体清。眼底右眼视乳头周围及视乳头下方可见视网膜坏死及出血，后极部可见多发视网膜血管鞘（图 8-1）。左眼视乳头边清色正。视网膜血管走行正常。颞侧周边可见片状灰白色视网膜坏死（图 8-2）。

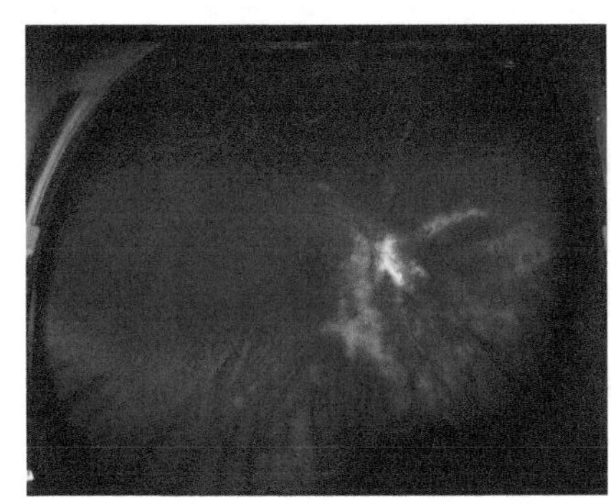

图 8-1　右眼治疗前眼底

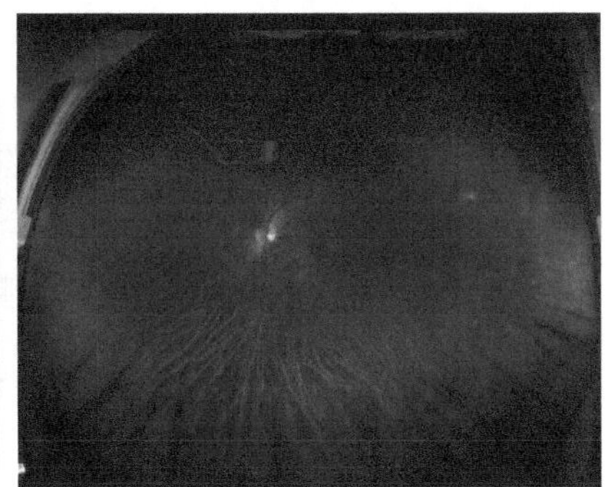

图 8-2　左眼治疗前眼底

【辅助检查】

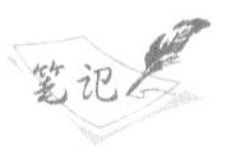

$CD4^{+}T$ 淋巴细胞 10 个 /μL。

【诊断】

双眼巨细胞病毒性视网膜炎；AIDS；巨细胞病毒性脑炎；肺结核；肺真菌感染；口腔念珠菌病。

【治疗经过】

给予患者全身及双眼内抗巨细胞病毒治疗。全身治疗包括静脉滴注更昔洛韦，而后改为口服更昔洛韦治疗，根据随访情况进行改药或停药。眼内治疗为双眼给予更昔洛韦玻璃体腔注射，剂量为 2 mg，每周 1 次。眼内注药前抽取房水 0.1 mL 进行巨细胞病毒 PCR 检测。

治疗 3 周后，右眼底坏死病灶明显控制（图 8-3），左眼坏死病灶消失（图 8-4）。左眼停止眼内注射，右眼继续玻璃体腔注射更昔洛韦，治疗 6 周后，右眼病灶完全控制，停止右眼玻璃体腔注药，继续全身抗巨细胞病毒治疗。

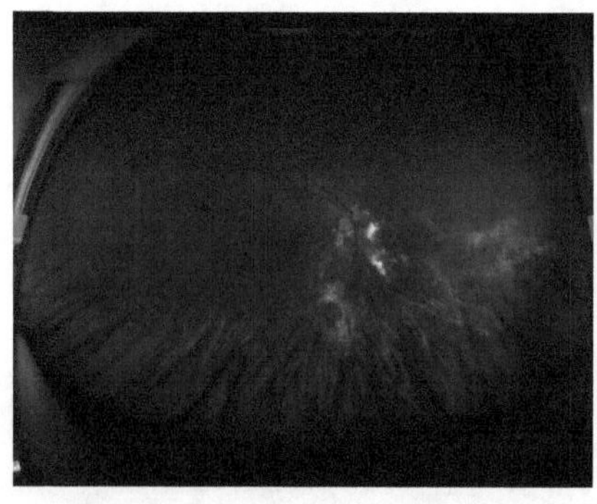

图 8-3　右眼治疗 3 周后眼底

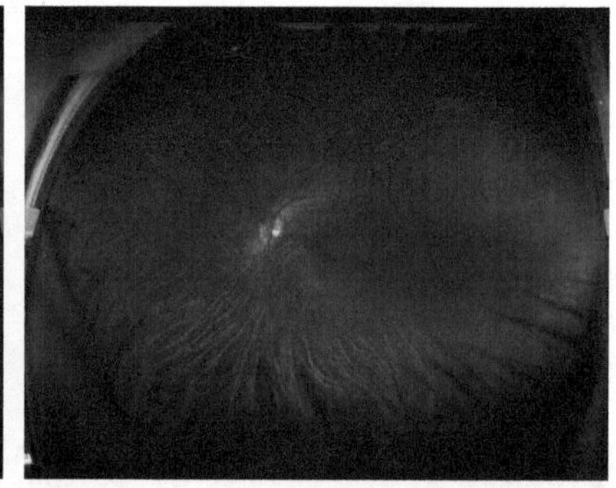

图 8-4　左眼治疗 3 周后眼底

治疗 5 周后患者突然出现左眼眼红、视力下降。眼科查体：视力右眼 0.4，左眼 0.02；眼压右眼 8 mmHg，左眼 10 mmHg；左眼结膜充血，角膜轻水肿，Tyn（+++），前房中深，前房大量渗出物（图 8-5），对光反应消失，瞳孔后粘连（图 8-6），眼底玻璃体混浊，隐见鼻下周边黄白色病灶（图 8-7）。

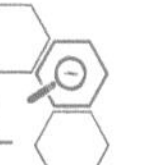

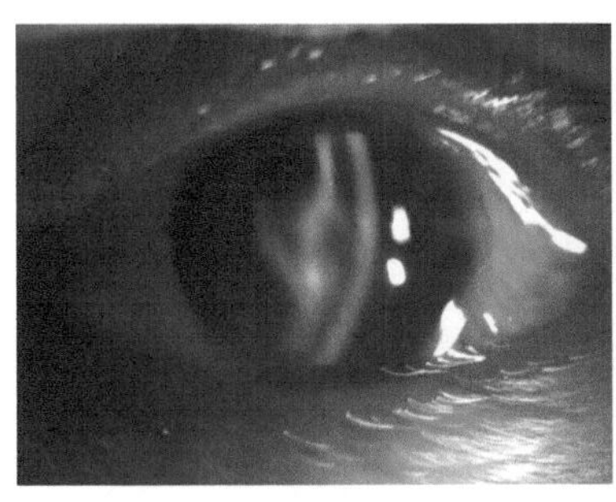
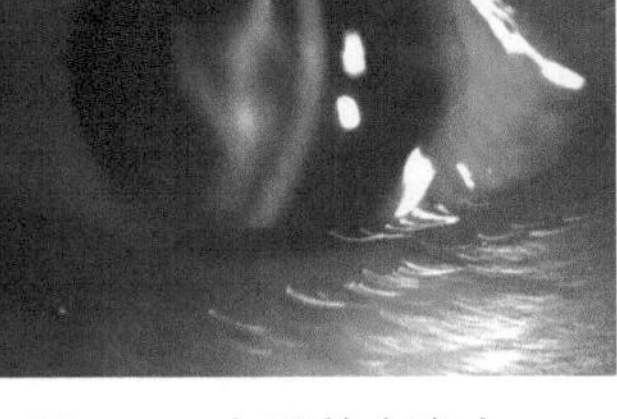

图 8-5　左眼前房渗出　　图 8-6　左眼瞳孔粘连

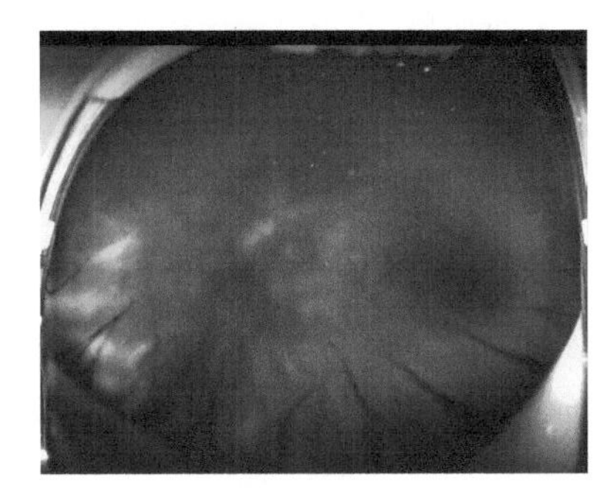

图 8-7　左眼眼底玻璃体混浊

考虑左眼继发眼内炎可能性高，取房水进行宏基因组二代测序。同时给予全身及眼内抗感染即全身静脉滴注头孢他啶，玻璃体腔注射头孢他啶 + 万古霉素。

房水宏基因组二代测序：少动鞘氨醇单孢菌阳性。

补充诊断：左眼细菌性眼内炎。

补充治疗方案：全身及眼内抗感染，全身静滴头孢他啶，玻璃体腔注射头孢他啶，每周 1 次。

抗感染治疗 3 天后，左眼前房渗出明显减轻（图 8-8），玻璃体混浊明显较前减轻，可见鼻下周边大片黄斑色病灶（图 8-9）。抗感染治疗 6 天后，左眼前房渗出消失，可见晶状体前色素颗粒（图 8-10），玻璃体混浊较前减轻，鼻下周边黄斑色病灶较前缩小（图 8-11）。

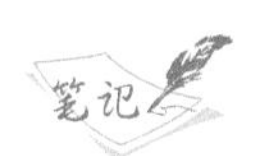

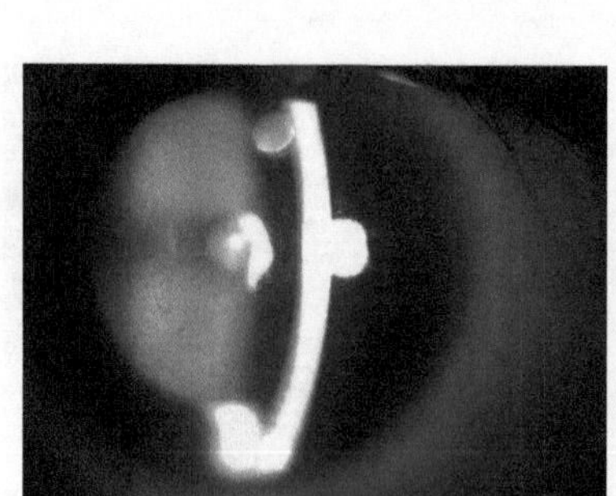
图 8-8　左眼抗感染治疗 3 天后眼前节

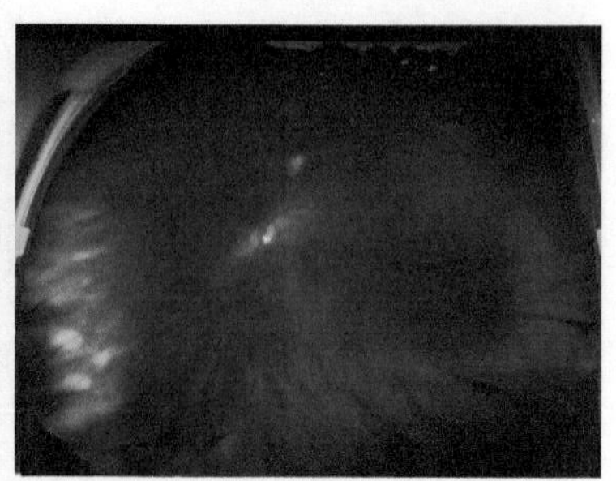
图 8-9　左眼抗感染治疗 3 天后眼底

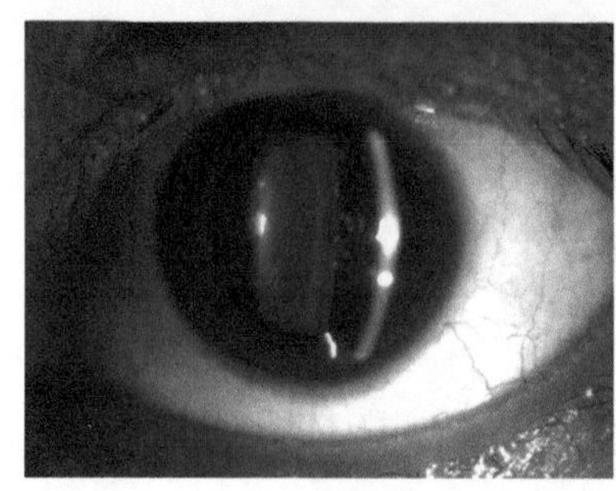
图 8-10　左眼抗感染治疗 6 天后眼前节

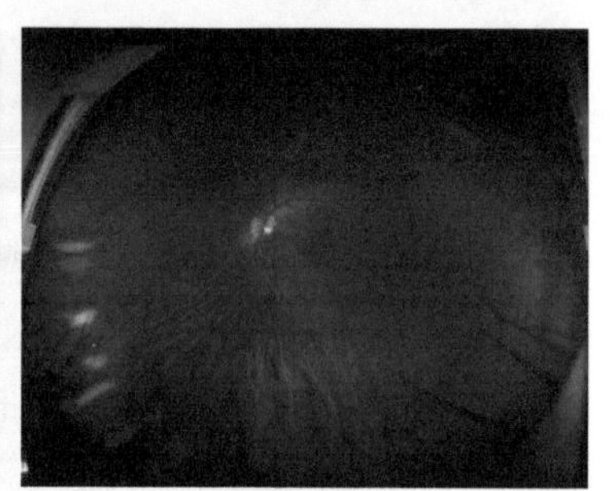
图 8-11　左眼抗感染治疗 6 天后眼底

抗感染治疗 1 个月后，视力右眼 0.6，左眼 0.6；眼压右眼 13 mmHg，左眼 15 mmHg。双眼角膜清，KP(－)，前房深，Tyn(－)，瞳孔圆，对光反应灵敏，晶状体清，左眼晶状体前少量色素，双眼玻璃体清，视乳头界清色可，黄斑中心凹反光存在，血管走行未见明显异常，视网膜未见出血及渗出，未见活动性坏死灶。前病灶吸收消失，可见视网膜萎缩病灶（图 8-12）。

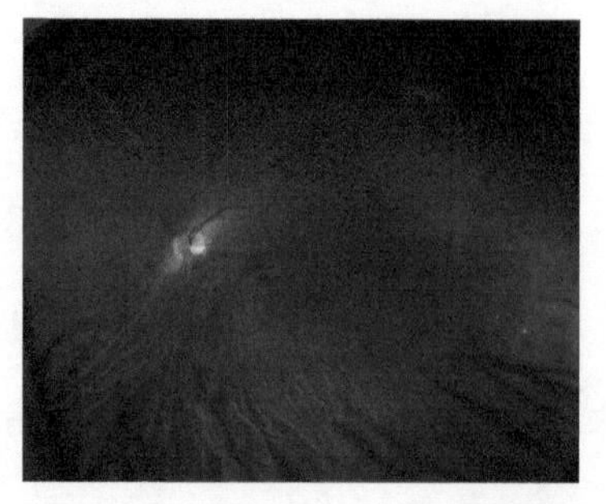
图 8-12　左眼治疗 1 个月后眼底

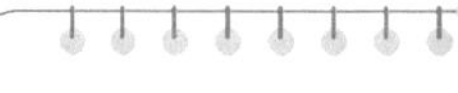

病例分析

病例特点：患者青年男性，急性起病，既往 AIDS、巨细胞病毒性脑炎、肺结核等全身感染。主要表现为双眼视力下降，查体可见双眼底视网膜坏死病灶。

诊断依据：依据左眼视力下降，查体可见结膜充血，前房大量渗出，左眼玻璃体混浊，鼻下视网膜病灶。房水宏基因二代测序结果示少动鞘氨醇单孢菌阳性，可诊断左眼细菌性眼内炎。依据患者 AIDS 病史、视力下降症状、双眼视网膜坏死及出血表现诊断为双眼巨细胞病毒性视网膜炎。

眼内炎，广义地讲是指各种严重的眼内炎症，如眼内感染、眼内异物、严重的非感染性葡萄膜炎、晶状体皮质过敏等引起的玻璃体炎、前房积脓和眼部疼痛。经典的、狭义上的眼内炎一般指由眼内细菌、真菌复制引起的化脓性眼内感染，即感染性眼内炎。

非感染性眼内炎包括晶状体过敏性眼内炎、交感性眼炎、药物性眼内炎、伪装综合征、创伤性眼内炎等。

感染性眼内炎病例主要由细菌、真菌引起。细菌性眼内炎急性起病，是一种危及视力的疾病，必须当作急症处理。临床结局取决于致病菌的毒力和启动适当治疗的速度。真菌性眼内炎为亚急性起病，临床症状也较轻微，晚期也可导致视力丧失。根据感染途径不同又分为外源性眼内炎和内源性眼内炎。其中以外源性眼内炎较为常见。大多数眼内炎病例都是外源性的，由创伤、眼部手术或角膜炎（角膜感染）蔓延使得外部微生物侵入眼内。美国一项 41 000 次注射的研究发现，注射后眼内炎的风险为每次注射 0.09%，类固醇药物眼内注射后的眼内炎风险更高，达 0.13%。少数病例为内源性，由

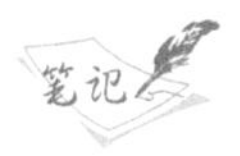

细菌血症或真菌血症眼内播种所致。对于内源性眼内炎，病原体通常首先播种于血管丰富的脉络膜，之后向前扩散至玻璃体。

本例患者眼内炎的感染途径为内源性还是外源性尚不明。患者有多次玻璃体腔注药史，有玻璃体注药术后眼内炎的可能。AIDS 合并巨细胞病毒性视网膜炎患者玻璃体腔注射更昔洛韦，每次注射的眼内炎发生率为 0.1%，患者左眼在进行过 3 次玻璃体注药术后 3 周突然出现急性进展的细菌性眼内炎，有可能是玻璃体注药术后眼内炎。但是，由于 AIDS 是内源性眼内炎的高危因素，患者也可出现内源性细菌性眼内炎和内源性真菌性眼内炎。本例患者 $CD4^{+}T$ 淋巴细胞计数低，全身有肺结核及肺真菌、口腔念珠菌感染等多发感染，内源性因素也不能完全除外。

眼内炎是眼科急重症，预后取决于致病菌的毒力和是否进行及时有效的治疗。早诊断、早治疗，才可获得好预后。眼内炎的治疗方案为一旦怀疑眼内炎则通过针吸或玻璃体切割术获取玻璃体标本进行培养；怀疑眼内炎且进行玻璃体培养后应尽快对玻璃体注射抗生素治疗。玻璃体内注射抗生素是眼内炎治疗最重要的部分。内源性眼内炎要给予全身性抗生素；对于严重病例，玻璃体切割术十分重要。

本例患者的房水宏基因二代测序结果为少动鞘氨醇单孢菌，为革兰氏阴性菌，毒力相对弱。患者的治疗及时，进行玻璃体腔注射及全身抗生素治疗，获得了较好的预后。

病例点评

本例患者的鉴别诊断是难点。患者左眼在巨细胞病毒性视网膜炎治疗痊愈后 3 周出现左眼红、眼前节及后节炎症，并出现视力下

降，有多种可能的病因。首先，需要除外左眼巨细胞病毒性视网膜炎复发。巨细胞病毒性视网膜炎一般眼前节反应较轻，而患者左眼前节炎症反应重，此处不符合。其次，利福布汀可导致药物性无菌性眼内炎。该患者已服用利福布汀抗结核 8 个月，患者左眼炎症需要除外药物性眼内炎。最后，患者患有结核病史，左眼炎症需要除外结核性葡萄膜炎。最终的鉴别诊断都需要病原学检测，但细菌培养的阳性率较低，所需时间较长，往往延误治疗。宏基因组二代测序能够更灵敏、更快速地检测微生物病原体。本例房水标本经宏基因二代测序，结果为少动鞘氨醇单孢菌，及时明确诊断，患者经过及时的治疗，最终获得了较好的预后。

【参考文献】

1. DAY S，ACQUAH K，MRUTHYUNJAYA P，et al. Ocular complications after anti-vascular endothelial growth factor therapy in medicare patients with age-related macular degeneration. Am J Ophthalmol，2011，152（2）：266-272.
2. VANDERBEEK B L，BONAFFINI S G，MA L. The association between intravitreal steroids and post-injection endophthalmitis rates. Ophthalmology，2015，122（11）：2311-2315，e1.
3. FINTAK D R，SHAH G K，BLINDER K J. et al. Incidence of endophthalmitis related to intravitreal injection of bevacizumab and ranibizumab. Retina，2008，28（10）：1395-1399.
4. 刘夕瑶，毛菲菲，李丹，等 . 获得性免疫缺陷综合征合并内源性眼内炎患者的临床特征分析 . 眼科，2021，30（4）：290-294.

（刘夕瑶　孙挥宇　整理）

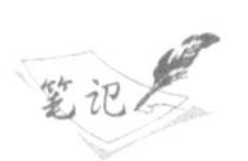

病例 9 HIV 感染 /AIDS 眼部免疫重建炎性综合征

病历摘要

【基本信息】

患者，男性，26 岁。

主诉：左眼视力下降半年余，双眼视物模糊 20 余天。

现病史：患者 7 个月前来眼科就诊，门诊诊断为左眼巨细胞病毒性视网膜炎、AIDS。当时，患者血液 $CD4^{+}T$ 淋巴细胞计数 35 个 /μL；血 CMV-IgM（–）；血 CMV-DNA ＜ 500 copies/mL；梅毒血清特异性抗体（–）；快速梅毒血清反应素试验（–）。给予全身抗 CMV+ 左眼玻璃体腔更昔洛韦注药治疗。治疗 2 个月后，患者眼部病情控制。20 天前，患者出现双眼视物模糊，再次来诊。

半年前，患者右眼矫正视力 1.0，左眼矫正视力 0.15；双眼压正

常；右眼前节未见异常，左眼角膜清，KP（+），前房可，瞳孔圆，Tyn（+），晶体清。散瞳眼底检查示右眼视乳头界清，色可，颞侧见黄白萎缩，颞下血管旁见棉绒斑（图 9-1），余未见异常。左眼玻璃体轻度混浊，视乳头色淡，视乳头周围及颞侧上下血管弓旁见大量黄白病灶及点片状出血，血管见血管鞘及白线样改变（图 9-2）。

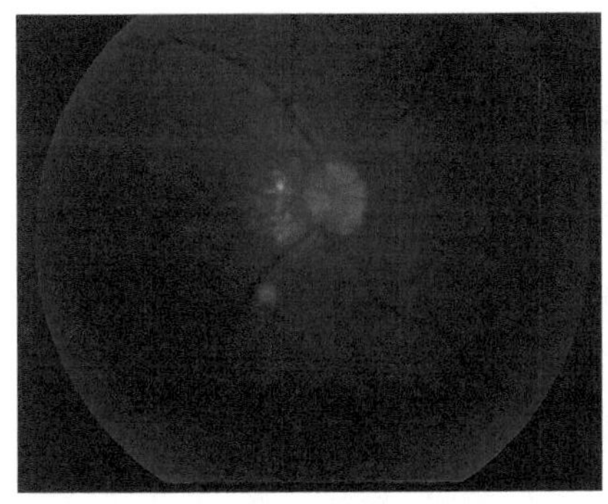
图 9-1　右眼半年前眼底

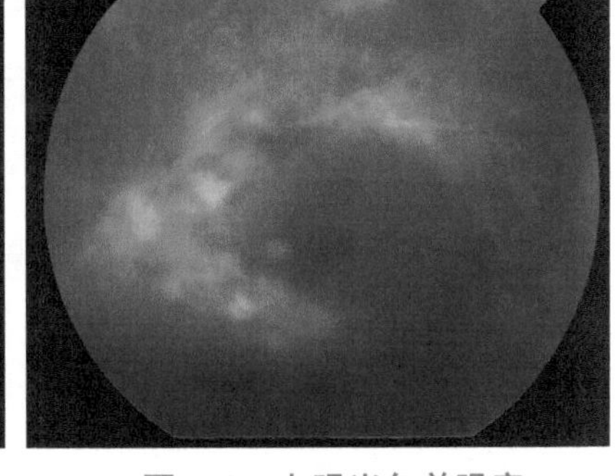
图 9-2　左眼半年前眼底

2 个月后复查，右眼矫正视力 1.0，眼前节未见异常；左眼矫正视力 0.2，角膜清，KP（–），Tyn（–）。眼底右眼颞下血管旁病灶消退，余同前。左眼视乳头苍白，血管部分白线，眼底黄白病灶及出血吸收消退，未见活动性病灶（图 9-3，图 9-4）。

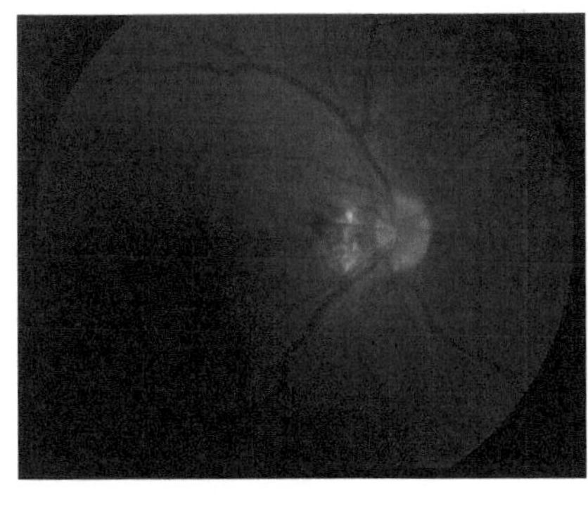
图 9-3　右眼第 1 次治疗后 2 个月眼底

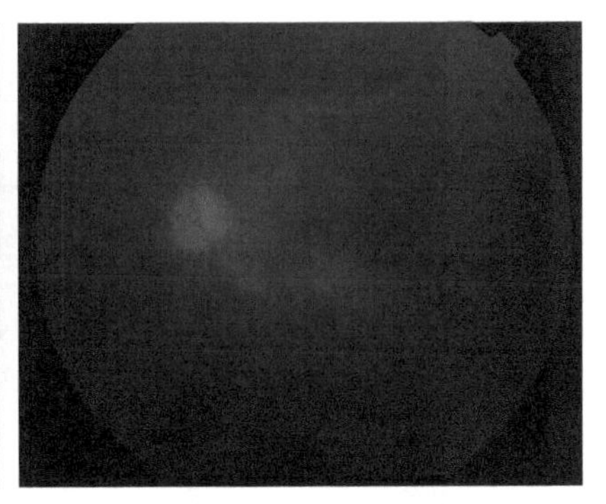
图 9-4　左眼第 1 次治疗后 2 个月眼底

既往史：8 个月前发现 HIV 抗体阳性，进行规律 HAART。

个人史：否认吸烟、饮酒史。未婚，无子女。

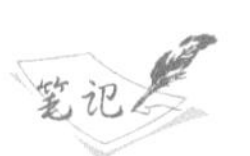

【体格检查】

全身情况：体温 36.5 ℃，血压 115/70 mmHg，心率 70 次 / 分，呼吸 20 次 / 分。神志清楚，精神可，皮肤、巩膜无黄染，双肺呼吸音清，未闻及干、湿啰音，心律齐，未闻及杂音，腹软，无压痛及反跳痛。

眼科检查：右眼矫正视力 0.8，左眼矫正视力 0.1。双眼结膜无明显冲洗，角膜透明，右眼角膜后少量色素 KP，前房 Tyn（+），左眼角膜后大量 KP，前房深，瞳孔圆，晶状体轻度混浊，眼底检查双眼玻璃体明显混浊，双眼底可见黄白色病灶（图 9-5，图 9-6）。

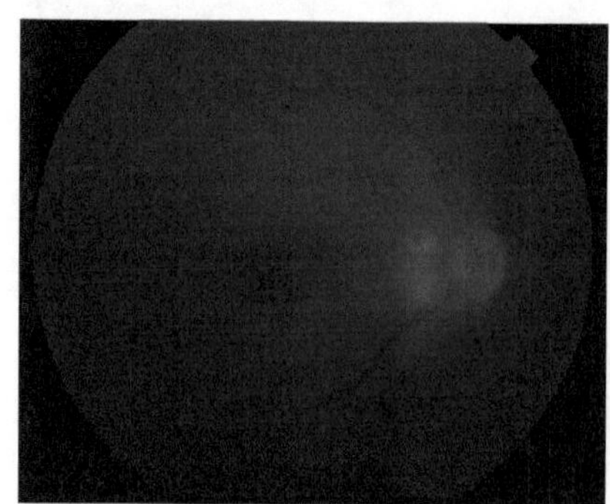
图 9-5　右眼本次就诊时眼底

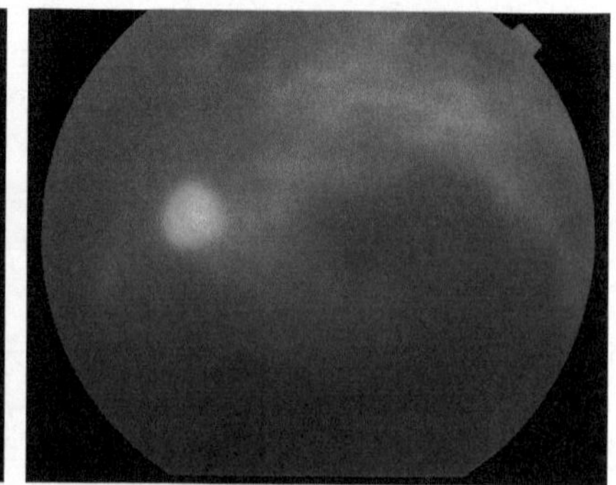
图 9-6　左眼本次就诊时眼底

【辅助检查】

实验室检查：$CD4^{+}T$ 淋巴细胞计数 180 个 /μL；结核菌培养（–）；血 CMV-IgG（+）；血 CMV-IgM（–）；血 CMV-DNA ＜ 500 copies/mL；梅毒血清特异性抗体（–）；快速梅毒反应素试验（–）。

眼内液检测：双眼 CMV-DNA（–）。

【诊断】

双眼免疫重建炎症综合征 (immune reconstitution inflammatory syndrome，IRIS)；巨细胞病毒性视网膜炎；AIDS。

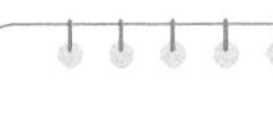

【治疗经过】

入院后予以双眼局部妥布霉素地塞米松滴眼液（每天 4 次），更昔洛韦（2 mg，每周 1 次，注射 3 次），曲安奈德（1 mg，玻璃体注射 1 次），同时继续目前 HAART。玻璃体混浊逐渐减轻（图 9-7，图 9-8）。患者右眼矫正视力 1.0，左眼矫正视力 0.2。

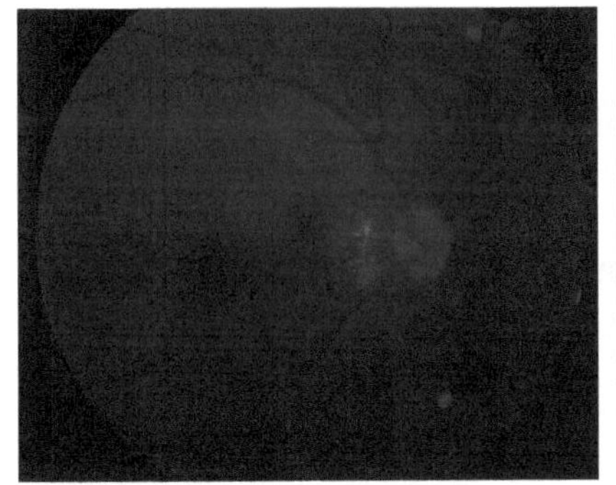

图 9-7 右眼治疗后眼底

图 9-8 左眼治疗后眼底

病例分析

IRIS 的诊断有 5 个基本标准：①确诊为 AIDS；②发展与 ART 启动间的时间联系；③对 ART 的特定宿主反应，如 HIV-RNA 载量降低（血浆中 HIV-RNA 水平）和 $CD4^+T$ 细胞计数增加；④以炎症过程为特征的临床恶化；⑤排除可能导致类似临床表现的其他原因。

免疫重建性葡萄膜炎在临床上可以有以下多种表现：①巨细胞免疫重建视网膜炎；②黄斑囊样水肿；③霜枝样血管炎；④视网膜前膜；⑤视神经乳头炎；⑥视网膜视乳头新生血管形成；⑦眼前节炎症；⑧全葡萄膜炎；⑨轻度至中度玻璃体炎。患者为年轻男性，既往有巨细胞病毒性视网膜炎病史，已临床治愈，既往 $CD4^+T$ 淋巴细胞计数 35 个 /μL，经过 HAART，目前 $CD4^+T$ 淋巴细胞计数上升

到180个/μL；机体免疫力在上升过程中又出现角膜后KP，玻璃体混浊等眼部病变，同时全身及眼内液检查排除眼部其他感染性病变，症状也不能用药物毒性作用或不良反应、治疗失败、依从性不佳来解释。故可诊断为双眼IRIS。

病例点评

目前关于IRIS的发生机制还不是很明确，推测可能是在机体免疫恢复的情况下，对眼内巨细胞病毒抗原或隐匿巨细胞病毒复制的一种炎症反应。重建免疫细胞的数量与功能、淋巴细胞的再分布、TH2/TH1比值的改变、调控细胞的凋亡途径、基因易感性、抗原负荷等均可能起到一定作用。

对于IRIS的治疗，目前尚无统一有效的方法，目前普遍认为中断HAART将会增加其他机会性感染的风险。因此，我们建议除非IRIS引起严重疾病，有致命性风险或永久性后遗症，否则应尽量坚持进行HAART。当机体出现机会性感染IRIS时，继续原有的HAART及针对机会性感染的治疗方法是可以解决问题的。炎症反应强烈者可加用激素治疗。

【参考文献】

1. URBAN B，BAKUNOWICZ-LZARCZYK A，MICHALCZUK M. Immune recovery uveitis：pathogenesis，clinical symptoms，and treatment. Mediators Inffamm，2014，2014：971417.

（李丹　杨涤　整理）

病例 10
HIV 感染 /AIDS 合并新型隐球菌性脑膜炎继发视盘水肿

病历摘要

【基本信息】

患者，男性，30 岁。

主诉：反复头痛 2 月余，视物模糊 2 周。

现病史：患者 2 个月前无明显诱因发热、头痛，伴恶心、呕吐胃内容物，体温最高 39 ℃，午后升高，无畏寒、寒战，出汗明显，当地医院行腰椎穿刺脑脊液墨汁染色阳性，隐球菌抗原阳性，诊断为隐球菌性脑膜炎，同时发现 HIV 抗体阳性，确证试验阳性，$CD4^+T$ 淋巴细胞计数及 HIV 载量不详。予两性霉素 B（40 mg，每天 1 次 +5FC（150 mg，每 6 小时 1 次），体温恢复正常，头痛症状缓解，1 周后开始特鲁瓦达 + 艾申特方案抗病毒治疗。治疗 6 周复查脑脊液墨汁染色

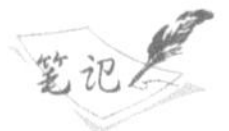

转阴。2 周前出院，口服氟康唑 400 mg 每天 1 次继续治疗，患者逐渐出现双眼视物模糊、复视，头痛再次加重。为进一步诊治来我院。

患者入院精神不振，食欲下降，进食减少，睡眠不佳，二便正常，体力下降，无发热、畏寒、寒战，2 个月间体重下降 10 千克。

既往史：平素健康状况一般，2 个月前发现 HIV 抗体阳性。否认高血压、冠心病、糖尿病、肾病病史，否认其他传染病病史，否认食物、药物过敏史，否认手术、外伤史。

个人史：无地方病疫区居住史，无传染病疫区生活史，无治游史，否认吸烟史，否认饮酒史，未婚，无子女。

【体格检查】

全身情况：体温 36.4 ℃，心率 86 次 / 分，呼吸 20 次 / 分，血压 110/70 mmHg。周身皮肤未见皮疹，浅表淋巴结不大，睑结膜无苍白，巩膜无黄染，口腔黏膜光洁，颈软无抵抗，双肺呼吸音粗，未闻及干、湿啰音，心律齐，腹软，无压痛、反跳痛，肝脾未触及，移动性浊音阴性，双下肢不肿，生理反射存在，病理反射未引出。

眼科检查：视力右眼 0.2，左眼 0.4，眼压右眼 13 mmHg，左眼 15 mmHg，右眼外转受限，双眼结膜无充血，角膜清，KP（–），前房中深，瞳孔圆，对光反应灵敏，晶状体清亮。眼底双眼视盘水肿，视盘旁可见线状出血，血管迂曲，余网膜未见明显异常（图 10-1）。

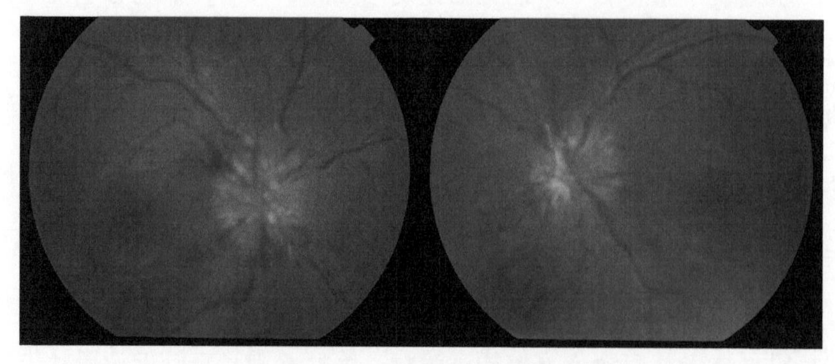

图 10-1 双眼治疗前眼底

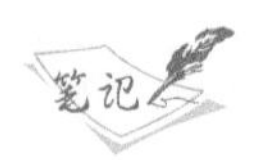

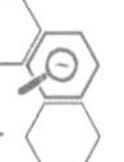

【辅助检查】

实验室检查：全血细胞分析 WBC 2.74×10^9/L，NE% 15.84%，NE 0.43×10^9/L，HGB 129.00 g/L，PLT 298.00×10^9/L，ESR 73.00 mm/h，CRP 14.50 mg/L。电解质 + 肾功能 K^+ 4.16 mmol/L，Na^+ 136.80 mmol/L，Ca^{2+} 2.80 mmol/L，UREA 5.11 mmol/L，CREA 119.60 μmol/L，URCA 693.00 μmol/L，GLU 5.82 mmol/L，TCO 224.30 mmol/L，NH_3 24.00 μmol/L，eGFR 71.04 mL/（min·1.73m^2）。肝功能 ALT 8.8 U/L，AST 12.4 U/L，TBIL 9.9 μmol/L，ALB 45.3 g/L，CHE 8986 U/L。PTA 80.00%。$CD4^+$T 淋巴细胞 42 个 /μL，HIV 病毒载量 36 copies/mL。RPR、TPPA 阴性，乙肝表面抗原、丙肝抗体阴性。CMV-IgM（–）、EBV-IgM（–）、HSV-I/II-IgM（–）、弓形体 IgM / IgG（–）。新型隐球菌抗原阳性，真菌 G 试验＜ 10 pg/mL。结核抗体阴性。

【诊断】

双眼视盘水肿；右眼外展神经麻痹；新型隐球菌性脑膜炎（cryptococcal neoformans meningitis，CNM）；AIDS。

【治疗经过】

入院后结合化验结果，对患者白细胞、粒细胞低，肾功能不全、高尿酸血症、低氧血症均给予对症治疗。继续氟康唑 800 mg 抗隐球菌治疗，特鲁瓦达 + 艾申特方案抗病毒。对症保肝、调节免疫、改善循环、营养神经，吉利芬对症升白。

腰椎穿刺：测压＞ 330 mmH_2O，脑脊液总细胞 520 个 /μL，白细胞 20 个 /μL，单核细胞 85%，多核细胞 15%，生化 UCFP 57.50 mg/dL，GLU 2.12 mmol/L，Cl^- 118. 00 mmol/L。墨汁染色未见新型隐球菌。抗酸染色未见抗酸杆菌。患者脑脊液常规生化符合隐球菌性脑膜炎

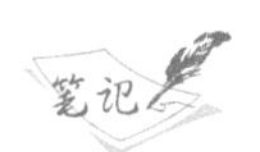

改变，颅内高压明显，予甘露醇 250 mL、每 6 小时 1 次脱水降颅压。

因颅压控制不理想，入院 2 周后行脑室－腹腔分流术，术后患者头痛症状明显缓解。

入院第 23 天眼科检查：视力右眼 0.5，左眼 0.4；眼压右眼 13 mmHg，左眼 11 mmHg；右眼外转 -1，第一眼位正；双眼结膜无充血，角膜清，前房中深，瞳孔圆，对光可，晶状体清亮。眼底双眼视盘水肿出血较前减轻，余未见明显异常（图 10-2）。

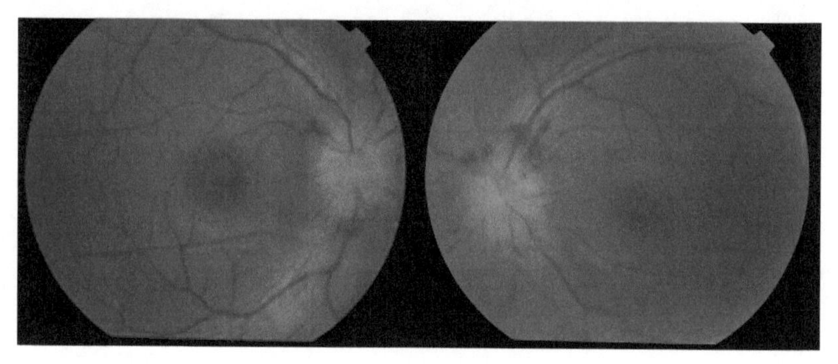

图 10-2 双眼治疗后眼底

【随访】

7 个月后患者眼科复查，视力右眼 0.4、左眼 0.6，眼压右眼 14 mmHg、左眼 13 mmHg，双眼球运动正常，双眼结膜无充血，角膜清，前房中深，瞳孔圆，对光可，晶状体清亮。眼底大致正常（图 10-3）。

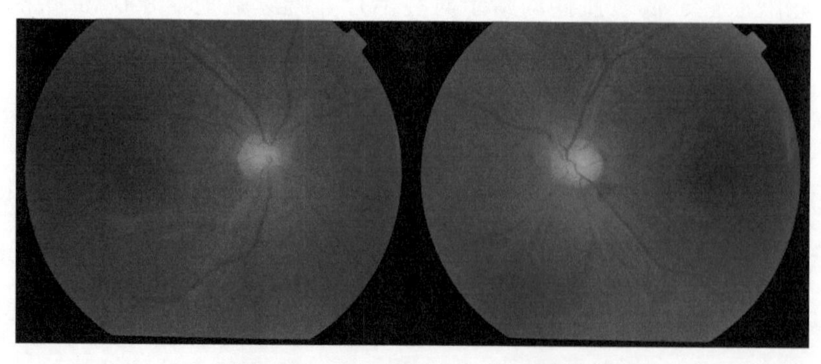

图 10-3 双眼治疗 7 个月后眼底

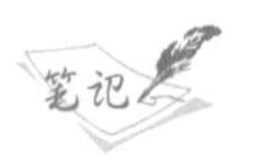

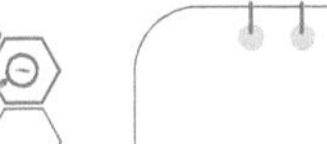

病例分析

本例为30岁男性患者，平素健康状况一般，2个月前因发热、头痛，伴恶心、呕吐，体温最高39 ℃，午后升高，出汗明显，无畏寒、寒战，当地医院行腰椎穿刺脑脊液墨汁染色阳性，隐球菌抗原阳性，诊断隐球菌性脑膜炎，同时发现HIV抗体阳性，确证试验阳性，给予抗隐球菌及抗病毒治疗后，因反复头痛2月余，视物模糊2周来我院就诊。诊断依据：①双眼视盘水肿，右眼外展神经麻痹。如眼科检查所见，患者右眼外转受限，双眼视盘隆起水肿，伴线状出血。②CNM。患者2个月前在当地医院行腰椎穿刺脑脊液墨汁染色阳性，隐球菌抗原阳性，诊断明确且治疗有效。③AIDS：患者抗HIV抗体阳性，确证试验阳性，$CD4^{+}T$淋巴细胞42个/μL，患者已启动特鲁瓦达+艾申特方案抗病毒治疗2个月。

新型隐球菌是AIDS患者常见的、易感的真菌之一，而CNM所致的中枢神经系统感染也是AIDS常见死亡原因之一。随着全球AIDS患者的增加，CNM的发病率也逐年攀升，CNM可伴随多种眼部并发症，其中最常见的为视盘水肿。36%～40%的患者会出现视功能损伤，主要表现为2种：急性视力下降和慢性视力下降。急性视力下降表现为快速的视力丧失，一般在真菌感染后12小时至几天内出现，其发病机制是隐球菌直接侵犯视神经导致视神经炎，损伤视交叉、视束及其血液供应，从而出现暴发性视觉传导通路的损害；慢性视力下降，表现为历时数周或数月以上的缓慢视力下降一般为双侧对称性，其发病机制是颅内压的升高对视神经轴浆流的运输形成的机械性压迫，从而引起视盘水肿，水肿持续时间长则引起视神经纤维受损、视神经萎缩，最终视力丧失。既往因CNM病死率高，故其

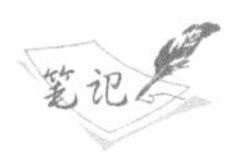

合并眼部表现未受到重视，现随着适时高效抗反转录病毒治疗的广泛应用及抗真菌药物的有效治疗使得发病率及病死率大大降低。随着生存时间的延长，后期伴发的眼部症状也逐渐凸显出来。

本例患者还表现为右眼外转受限，考虑为外展神经麻痹所致。患者腰椎穿刺脑脊液压力 >330 mmHg，即颅内压力增高压迫外展神经（第Ⅳ颅神经），引起了眼外肌麻痹。有研究发现还有少数患者会发生第Ⅲ、第Ⅴ、第Ⅶ对颅神经麻痹。

病例点评

本例患者为 AIDS 合并 CNM 患者，出现了典型的颅高压症状及眼部视盘水肿的特征性表现。视盘水肿的早期诊断可推测颅内高压、颅内肿瘤等颅内病变，既能减少侵入性检查，又能减轻患者经济负担，并能及时挽救患者的视功能、提高生活质量。

【参考文献】

1. PORTELINHA J，PASSARINHO M P，ALMEIDA A C，et al. Bilateral optic neuropathy associated with cryptococcal meningitis in an immunocompetent patient. BMJ Case Rep，2014，2014：bcr2013203451.
2. DE SOCIO G V，BERNINI L，MENDUNO P，et al. Monolateral visual loss due to cryptococcal meningitis. J Int Assoc Physicians AIDS Care（Chic），2011，10（2）：76-78.

（鲁丹　王芳　整理）

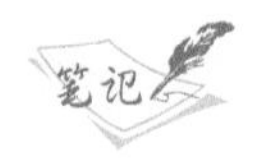

病例 11
HIV 感染 /AIDS 合并隐球菌性脑膜炎继发视神经萎缩

病历摘要

【基本信息】

患者，男性，35 岁。

主诉：视物模糊 6 个月。

现病史：6 个月前，因发热、咳嗽 20 余天，头晕、呕吐 10 余天，视力下降 2 天 第 1 次入院。具体情况为患者第 1 次入院前 20 余天出现咳嗽、发热，伴黄痰、纳差，就诊于当地医院无好转；10 余天前出现头晕、一过性意识丧失，无抽搐；1 周前出现头痛，双下肢无力，不能行走；2 天前出现视力下降，于当地医院行腰椎穿刺查墨汁染色阳性，抗 HIV 阳性，为进一步诊治收入我院。入院后予以全身检查后考虑新型隐球菌性脑膜炎，眼部检查双眼视乳头充血水

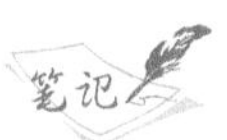

肿，右眼视乳头旁伴大量火焰状出血，左眼视乳头伴少量出血。给予抗隐球菌性脑膜炎及对症支持治疗，病情好转后于入院后 2 个月行 HAART 并出院。5 个月后患者因视物模糊 6 个月第 2 次入院，眼底检查双眼视神经萎缩，后继续 HAART 和抗隐球菌治疗。

既往史：3 年前腹部外伤后有手术、输血史。否认高血压、糖尿病、冠心病等病史。

【体格检查】

全身情况：体温 36.8 ℃，脉搏 90 次 / 分，呼吸 20 次 / 分，血压 130/80 mmHg，神志清楚，慢性病容，皮肤弹性正常，肝掌阴性，蜘蛛痣阴性，口唇无发绀，双肺呼吸音清，心律齐，各瓣膜听诊区未闻及病理性杂音，腹部平坦，无压痛、反跳痛，移动性浊音阴性，四肢肌力正常，膝腱反射未引出，右侧 Babinski 征可疑阳性，双下肢无水肿。

眼科检查：第 1 次，视力右眼 0.3、左眼 0.4，双眼瞳孔对光反应迟钝，眼底双眼视乳头充血水肿，右眼视乳头旁伴大量火焰状出血，左眼视乳头伴少量出血（图 11-1，图 11-2）。

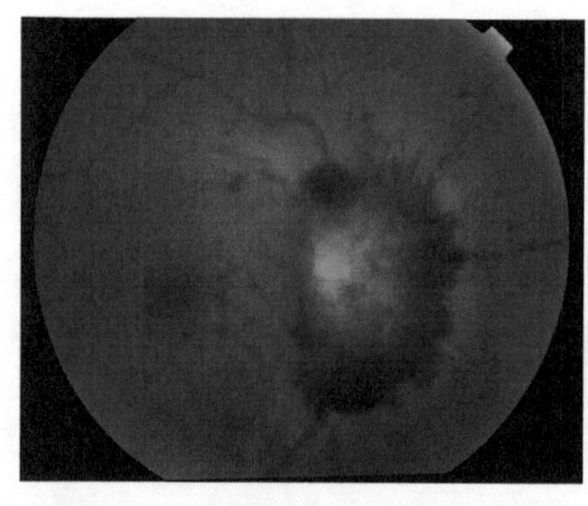
图 11-1　右眼第 1 次入院时眼底

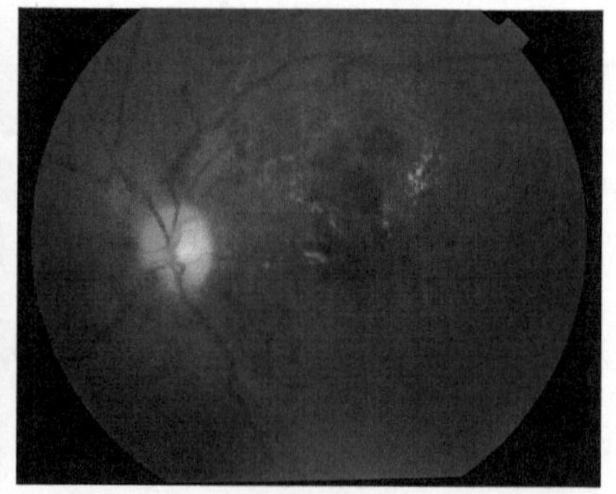
图 11-2　左眼第 1 次入院时眼底

5 个月后第 2 次，视力双眼指数 / 眼前，眼底双眼视乳头界清、色苍白（图 11-3，图 11-4）。

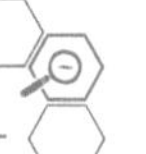

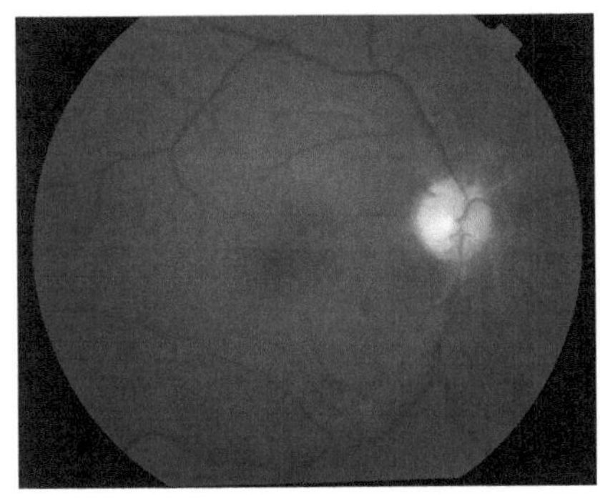

图 11-3　右眼第 2 次入院时眼底

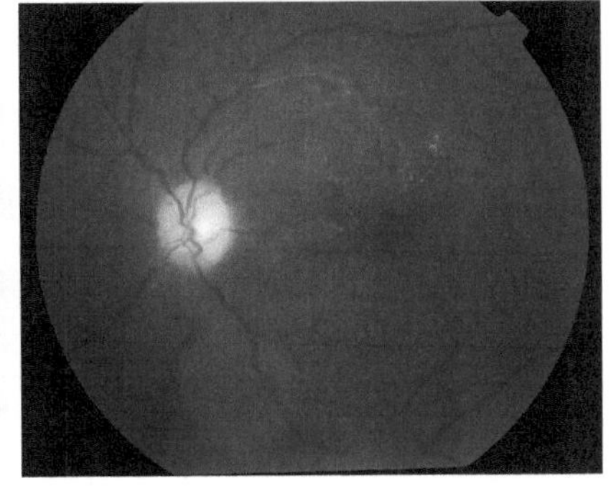

图 11-4　左眼第 2 次入院时眼底

【辅助检查】

第 1 次入院检查结果如下。① HIV 抗体阳性。② $CD4^+T$ 淋巴细胞 105 个 /μL。③ 血常规：WBC 8.85×10^9/L，HGB 139 g/L，PLT 172×10^9/L。④风疹病毒、巨细胞病毒、单纯疱疹病毒检测均为阴性。⑤腰椎穿刺脑脊液检测：颅压 235 mmH_2O，蛋白 35.1 mg/dL，葡萄糖 1.94 mmol/L，氯化物 132.09 mmol/L，白细胞 60 个 /μL，总细胞 300 个 /μL，墨汁染色见到新型隐球菌，抗酸染色阴性，新型隐球菌抗原阳性。⑥风疹病毒、巨细胞病毒、单纯疱疹病毒检测均为阴性。⑦乙肝表面抗原、丙肝抗体、梅毒均为阴性，结核抗体阴性。⑧头颅 MRI 提示双侧基底节及两侧脑室周围异常信号，右侧基底节及右侧小脑半球异常强化小结节。

第 2 次入院检查结果如下。① $CD4^+T$ 淋巴细胞 59 个 /μL。②血常规：WBC 6.54×10^9/L，HGB 140.7 g/L，PLT 186×10^9/L。③腰椎穿刺脑脊液检测：新型隐球菌抗原阳性，血隐球菌抗原阳性，风疹病毒、巨细胞病毒、单纯疱疹病毒检测均为阴性。

【诊断】

双眼视神经萎缩；隐球菌性脑膜炎；AIDS。

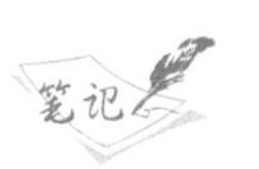

【治疗经过】

第 1 次入院，患者入院后完善各项检查，明确诊断，予以氟康唑及 5- 氟尿嘧啶治疗隐球菌性脑膜炎，10 天后加用两性霉素 B 联合抗隐球菌，因患者出现血小板降低，故 10 天后停用两性霉素 B，继续 5- 氟尿嘧啶及氟康唑治疗。同时给予甘露醇降颅压及对症支持治疗。治疗 2 个月后行 HAART，患者病情好转出院。

第 2 次入院，患者全身病情平稳，继续氟康唑 1200 mg 抗隐球菌治疗，5 日后出院。

【随访】

3 个月后电话随访，病情无变化。

病例分析

病例特点：患者青年男性，隐匿起病，有输血史，HIV 阳性病史明确，自觉双眼视力明显下降，眼底检查时发现视乳头充血水肿伴视网膜出血。5 个月后复诊，双眼视乳头颜色苍白。

诊断依据有以下几点。① AIDS：患者有输血史，外院确证试验 HIV 感染明确，$CD4^+T$ 淋巴细胞 105 个 /μL，存在隐球菌感染，故诊断明确。②隐球菌性脑膜炎：患者间断意识障碍，隐球菌抗原显著阳性，腰椎穿刺颅压明显升高，脑脊液检测支持隐球菌感染，头颅 MRI 提示脑实质改变，感染部位结合目前症状，诊断明确。③双眼视神经萎缩：根据患者双眼视力明显下降，眼底检查时双眼视乳头色苍白，可明确诊断。

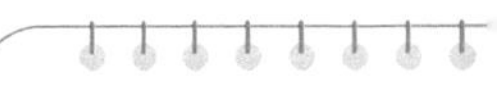

病例点评

Corti 等曾报道 1 例 AIDS 合并隐球菌性脑膜炎患者突发双眼失明，患者死后行尸检发现与脑膜相连的视交叉，视束和视神经都被隐球菌严重侵犯，故考虑其视力下降的原因为真菌直接侵犯视神经、视交叉和视束所致。本例患者表现为短期内视力急剧下降，视乳头明显水肿伴出血，不除外为隐球菌侵犯视神经、视交叉或视束而引发视神经炎或球后视神经炎所致。经过 5 个月患者双眼发生视神经萎缩，视力下降，提示此类疾病预后较差，因此早期发现、早期治疗尤为重要。

【参考文献】

1. CORTI M，SOLARI R，CANGELOSI D，et al. Sudden blindness due to bilateral optic neuropathy associated with cryptococcal meningitis in an AIDS patient. Rev Iberoam Micol，2010，27（4）：207-209.
2. ADERMAN C M，GOROVOY I R，CHAO D L，et al. Cryptococcal choroiditis in advanced AIDS with clinicopathologic correlation. Am J Ophthalmol Case Re，2018，10：51-54.

（毛菲菲　孙挥宇　整理）

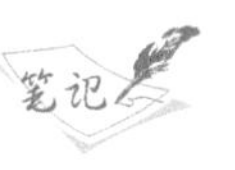

病例 12
HIV 感染 /AIDS 合并隐球菌性脑膜炎并发视神经病变

病历摘要

【基本信息】

患者，男性，42 岁。

主诉：双眼视物模糊 1 天。

现病史：因抗 HIV 阳性 2 月余，间断头痛伴意识障碍 10 天就诊于我院感染科，入院后第 3 天因诉双眼视物模糊于眼科就诊。患者 2 个月前因左胫骨外伤骨折，术前查 HIV 抗体阳性，未手术，未继续查治，20 天前患者受凉后出现头痛，睡眠差，体温最高 37.3 ℃，就诊于外院，考虑颈椎病不除外，给予醒脑静等治疗，自觉症状好转，10 天前间断意识丧失，偶有双眼向上凝视，无肢体抽搐及口吐白沫，持续时间 2 分钟至 20 分钟不等，发作后意识转清，为进一步

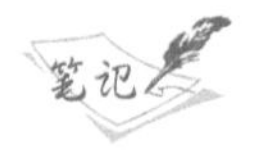

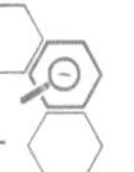

诊治入院。入院后因患者诉双眼视物模糊，遂于眼科会诊。

既往史：否认高血压、糖尿病等病史。

【体格检查】

全身情况：体温 36.5 ℃，脉搏 80 次 / 分，呼吸 20 次 / 分，血压 120/80 mmHg，神志嗜睡，慢性病容，皮肤弹性正常，肝掌阴性，蜘蛛痣阴性，口唇无发绀，双肺呼吸音清，心律齐，各瓣膜听诊区未闻及病理性杂音，腹部平坦，无压痛、反跳痛，移动性浊音阴性，四肢肌力正常，双下肢无水肿。

眼部检查：视力右眼指数 / 一尺，左眼无光感。双眼角膜清，前房深，Tyn（–），双侧瞳孔对光反应迟钝，晶状体清，眼底双眼视乳头充血水肿，右眼视乳头旁伴大量火焰状出血，左眼视乳头伴少量出血（图 12-1，图 12-2）。

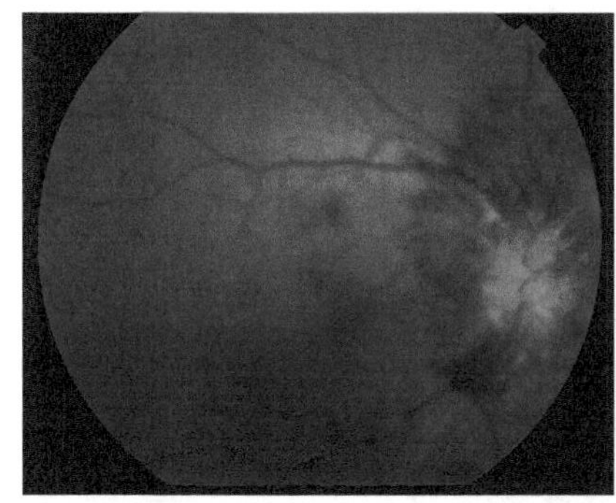

图 12-1　右眼治疗前眼底

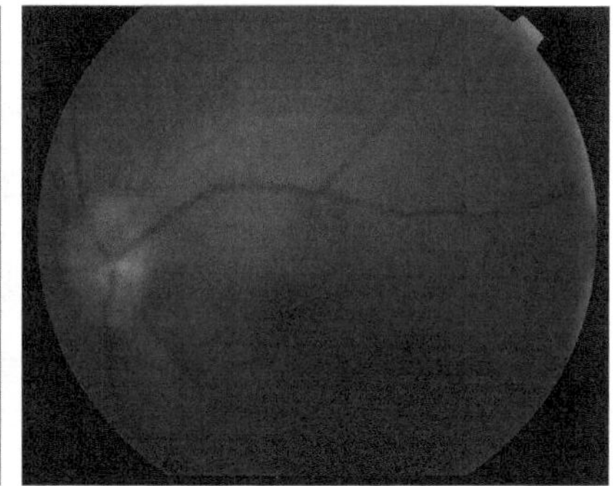

图 12-2　左眼治疗前眼底

【辅助检查】

HIV 抗体阳性。

$CD4^+T$ 淋巴细胞 105 个 /μL。

HIV-RNA 载量 3.5×10^5 copies/mL，阳性。

血常规：WBC 5.53×10^9/L，HGB 140 g/L，PLT 137×10^9/L。

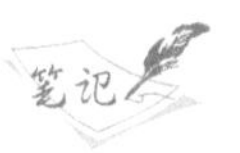

血隐球菌抗原 1∶64。

腰椎穿刺脑脊液检测：颅压＞330 mmH_2O，蛋白 76.6 mg/dL，葡萄糖 0.42 mmol/L，涂片见到真菌、墨汁染色见到新型隐球菌，抗酸染色阴性。TORCH 检查系列均为阴性。

风疹病毒、巨细胞病毒、单纯疱疹病毒检测均为阴性。

乙肝表面抗原、丙肝抗体、梅毒均为阴性，结核抗体阴性。

头颅 MRI 提示脑实质病变。

【诊断】

双眼视神经病变；隐球菌性脑膜炎；AIDS。

【治疗经过】

患者入院后完善各项检查，给予甘露醇脱水降颅压，3 天后应用两性霉素 B+ 氟胞嘧啶治疗隐球菌感染，间断腰椎穿刺放脑脊液降颅压，每周 2 ～ 3 次，同时给予营养神经、能量营养支持等治疗，入院后 1 个月开始启用 HAART，入院 2 个月后患者好转，要求出院。

1 个月后于眼科再次会诊，患者视力较前无明显改善，右眼指数 / 一尺，左眼无光感；前节较前无明显变化；眼底视盘水肿及出血较前均有好转（图 12-3，图 12-4）。

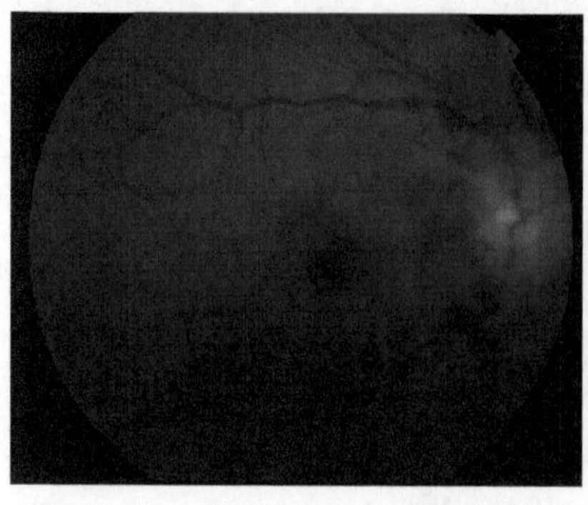

图 12-3 右眼出院 1 个月后眼底

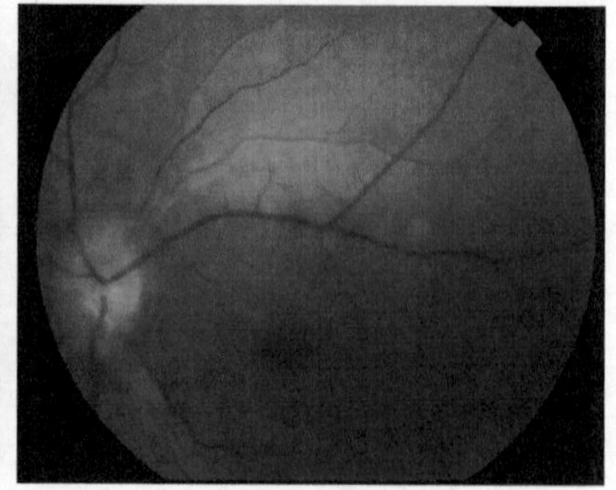

图 12-4 左眼出院 1 个月后眼底

【随访】

2 个月后电话随访，患者视力同前，自觉无变化。

病例分析

病例特点：患者中年男性，隐匿起病，有输血史，HIV 阳性病史明确，自觉双眼视力明显下降，眼底检查时发现视乳头充血水肿，右眼视乳头旁伴大量火焰状出血，左眼视乳头伴少量出血。

诊断依据有以下几点。① AIDS：患者有输血史，外院确证试验 HIV 感染明确，$CD4^{+}T$ 淋巴细胞 105 个 /μL，存在隐球菌感染，故诊断明确。②隐球菌性脑膜炎：患者间断意识障碍，隐球菌抗原显著阳性，腰椎穿刺颅压明显升高，脑脊液检测支持隐球菌感染，头颅 MRI 提示脑实质改变，感染部位结合目前症状，诊断明确。③双眼视神经病变：根据患者双眼视力明显下降，眼底检查时发现视乳头充血水肿，右眼视乳头旁伴大量火焰状出血，左眼视乳头伴少量出血，可明确诊断。

引起视神经病变的疾病鉴别诊断如下。①免疫重建炎症综合征所致视神经病变：免疫重建患者也可以表现为视乳头高度水肿，视乳头旁可见大量致密视网膜出血，但免疫重建炎症综合征发生于 HAART 后，该患者就诊时未曾行 HAART，故可排除。②前部缺血性视神经病变：视乳头供血不足引起的视乳头缺血、水肿，好发于中老年人，常伴高血压、糖尿病等血管性疾病，可表现为象限性视乳头水肿充血，多发于颞上方，与本例患者不符，故可排除。③视网膜中央静脉阻塞：多为单侧发病，可表现为视乳头轻度水肿，但视网膜静脉充盈、扩张、迂曲，出血可达视网膜周边部，本患者视网膜静脉无明显扩张迂曲，且出血仅限于视乳头旁，故可排除。

病例点评

隐球菌性脑膜炎被认为是一种慢性肉芽肿性脑膜炎，多表现为弥漫性淋巴细胞性脑膜炎，常见的表现为发热及颅压升高，因此视盘水肿是最常见的眼底表现。视盘水肿患者绝大多数为双眼发病，多表现为视盘明显隆起，伴或不伴盘周出血，早期视力无明显下降，视野仅表现为生理盲点的扩大，但本例患者发病时即表现为明显视力下降，不除外与隐球菌直接引起视神经、球后视神经或视路感染有关。治疗方面以感染科治疗原发疾病为主，但要注意随访眼科情况。

【参考文献】

1. CORTI M，SOLARI R，CANGELOSI D，et al. Sudden blindness due to bilateral optic neuropathy associated with cryptococcal meningitis in an AIDS patient. Rev Iberoam Micol，2010，27（4）：207-209.
2. KHURANA R N，JAVAHERI M，RAO N. Ophthalmic manifestations of immune reconstitution inflammatory syndrome associated with cryptococcus neoformans. Ocul Immunol Inflamm，2008，16（4）：185-190.
3. ADERMAN C M，GOROVOY I R，CHAO D L，et al. Cryptococcal choroiditis in advanced AIDS with clinicopathologic correlation. Am J Ophthalmol Case Repo，2018，10：51-54.

（毛菲菲　孙挥宇　整理）

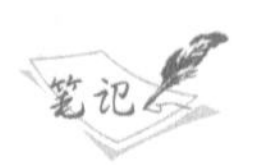

病例 13
HIV 感染 /AIDS 合并隐球菌性脑膜炎并发多灶性脉络膜炎

病历摘要

【基本信息】

患者，男性，49 岁。

主诉：视物模糊 2 天。

现病史：因发热 40 天，双下肢水肿、言语不清 4 天就诊于我院感染科，入院后第 2 天因诉视物模糊于眼科就诊。患者 40 天前无明显诱因出现发热、体温 38 ℃以上，不伴咳嗽、咳痰、腹泻、腹痛、尿频、尿急等不适，当地诊所诊断为感冒并予以相应治疗，无缓解后就诊于当地医院，发现 HIV 抗体阳性，$CD4^{+}T$ 淋巴细胞 61 个 /μL，HIV-RNA 载量不详，并于 30 天前行 HAART。4 天前患者出现后背疼痛，口齿含糊不清伴双下肢水肿，为进一步治疗就诊我院。

既往史：2 年前因车祸腰椎 3/4 椎骨裂伤，否认手术、外伤、输血史。否认高血压、糖尿病等病史。

【体格检查】

全身情况：体温 36.5 ℃，脉搏 106 次 / 分，呼吸 20 次 / 分，血压 110/60 mmHg，神志清楚，慢性病容，皮肤黏膜无黄染，肝掌阴性，蜘蛛痣阴性，口唇无发绀，双肺呼吸音清，心律齐，各瓣膜听诊区未闻及病理性杂音，腹部平坦，无压痛、反跳痛，移动性浊音阴性，四肢肌力正常，双下肢无水肿。

眼科检查：视力右眼 0.5，矫正视力 1.0；左眼 0.6，矫正视力 1.0。双眼前节未见异常，眼底双眼视乳头边界清，可见视网膜下多发圆形或类圆形黄白色病灶（图 13-1，图 13-2）。

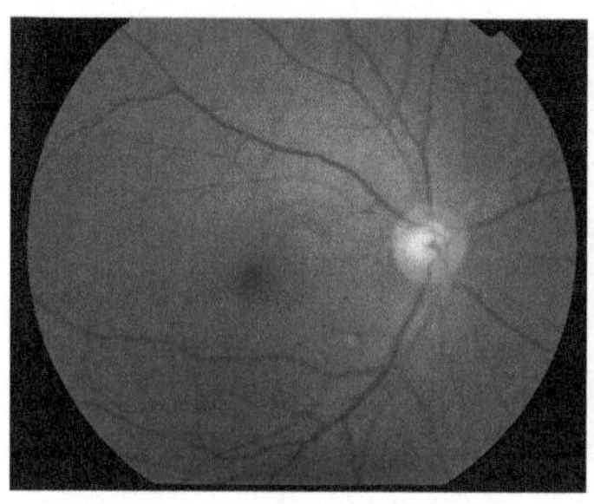

图 13-1 右眼治疗前眼底

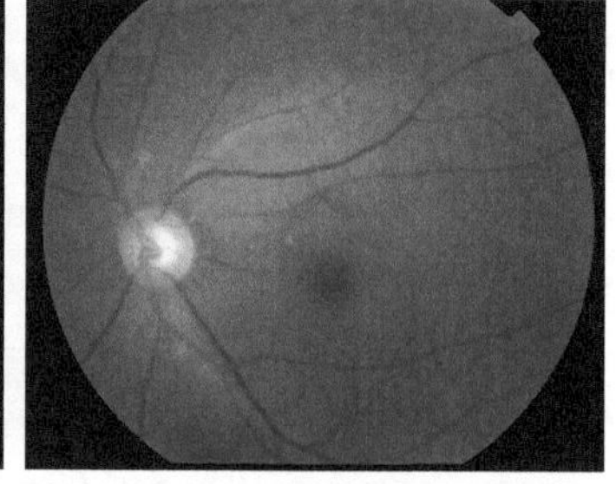

图 13-2 左眼治疗前眼底

【辅助检查】

HIV 抗体阳性。

$CD4^{+}T$ 淋巴细胞 51 个 /μL。

HIV-RNA 载量 3.5×10^{5} copies/mL，阳性。

血常规：WBC 2.0×10^{9}/L，HGB 55.5 g/L，PLT 10.3×10^{9}/L。

血隐球菌抗原 1 : 64。

腰椎穿刺脑脊液检测：颅压＞ 330 mmH_2O，涂片见到真菌、墨汁染色见到新型隐球菌，抗酸染色阴性。

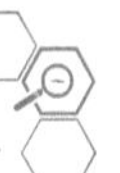

风疹病毒、巨细胞病毒、单纯疱疹病毒检测均为阴性。

乙肝表面抗原、丙肝抗体、梅毒均为阴性。

【诊断】

AIDS；全血细胞减少；隐球菌性脑膜炎；双眼多灶性脉络膜炎。

【治疗经过】

患者入院后完善各项检查，全血细胞减少，考虑与使用齐多夫定引起骨髓抑制有关，停用齐多夫定，换用司坦夫定，同时给予氟康唑抗隐球菌，给予促红素、吉巨芬，间断输红细胞、血小板等纠正全血细胞减少。入院后 13 天，病情加重，后因代谢性酸中毒合并呼吸性碱中毒死亡。

病例分析

病例特点：患者中年男性，隐匿起病，有不洁性生活史，HIV 阳性病史明确，否认高血压、糖尿病、HIV 等疾病，眼底检查时发现视网膜下多发圆形或类圆形黄白色病灶。

诊断依据有以下几点。① AIDS：患者有不洁性行为史，发热 40 天，外院确证试验 HIV 感染明确，$CD4^{+}T$ 淋巴细胞 51 个 /μL，存在隐球菌感染，故诊断明确。②全血细胞减少：目前白细胞、红细胞及血小板明显下降，考虑与使用齐多夫定引起骨髓抑制有关，诊断明确。③隐球菌性脑膜炎：患者言语不利，隐球菌抗原显著阳性，腰椎穿刺脑脊液检测也支持隐球菌感染，感染部位结合目前症状，诊断明确。④双眼多灶性脉络膜炎：根据患者眼底检查视网膜下多发圆形或类圆形黄白色病灶，可明确诊断。

多灶性脉络膜炎可由多种病原体引起，如隐球菌、结核分枝杆菌、鸟分枝杆菌、肺孢子菌、弓形虫、组织胞浆菌、白念珠菌、烟曲霉菌

和梅毒螺旋体等，通常确定诊断只能通过玻璃体或脉络膜活检进行。

既往有研究发现患者还未出现全身的临床症状及眼底视神经病变时，真菌已通过血源播散至脉络膜形成脉络膜炎，脉络膜炎的患者平均生存时间远低于 AIDS 合并其他眼病。

病例点评

本例患者除隐球菌外未发现其他病原菌感染，且双眼后极部出现多发的黄白色脉络膜病灶，与其他研究者观察到的隐球菌合并多灶性脉络膜炎的表现相一致。因此考虑多灶性脉络膜炎由隐球菌引起的可能性大。本例患者入院积极治疗后仍然死亡，为隐球菌全身血源播散所致。当患者出现多灶性脉络膜炎时，提示隐球菌全身血源性播散，预后差，这也提示我们隐球菌性脑膜炎眼底检查对于早期发现全身预后评判的重要性。

【参考文献】

1. ADERMAN C M，GOROVOY I R，CHAO D L，et al. Cryptococcal choroiditis in advanced AIDS with clinicopathologic correlation. American journal of ophthalmology case reports，2018，10：51-54.
2. NAKAMURA S，IZUMIKAWA K，SEKI M，et al. Reversible visual disturbance due to cryptococcal uveitis in a non-HIV individual. Med Mycol，2008，46（4）：367-370.
3. BABU K，MURTHY K R，RAJAGOPALAN N. Primary bilateral multifocal choroiditis as an initial manifestation of disseminated cryptococcosis in a HIV-positive patient. Ocul Immunol Inflamm，2008，16（4）：191-193.

（毛菲菲　刘彬彬　整理）

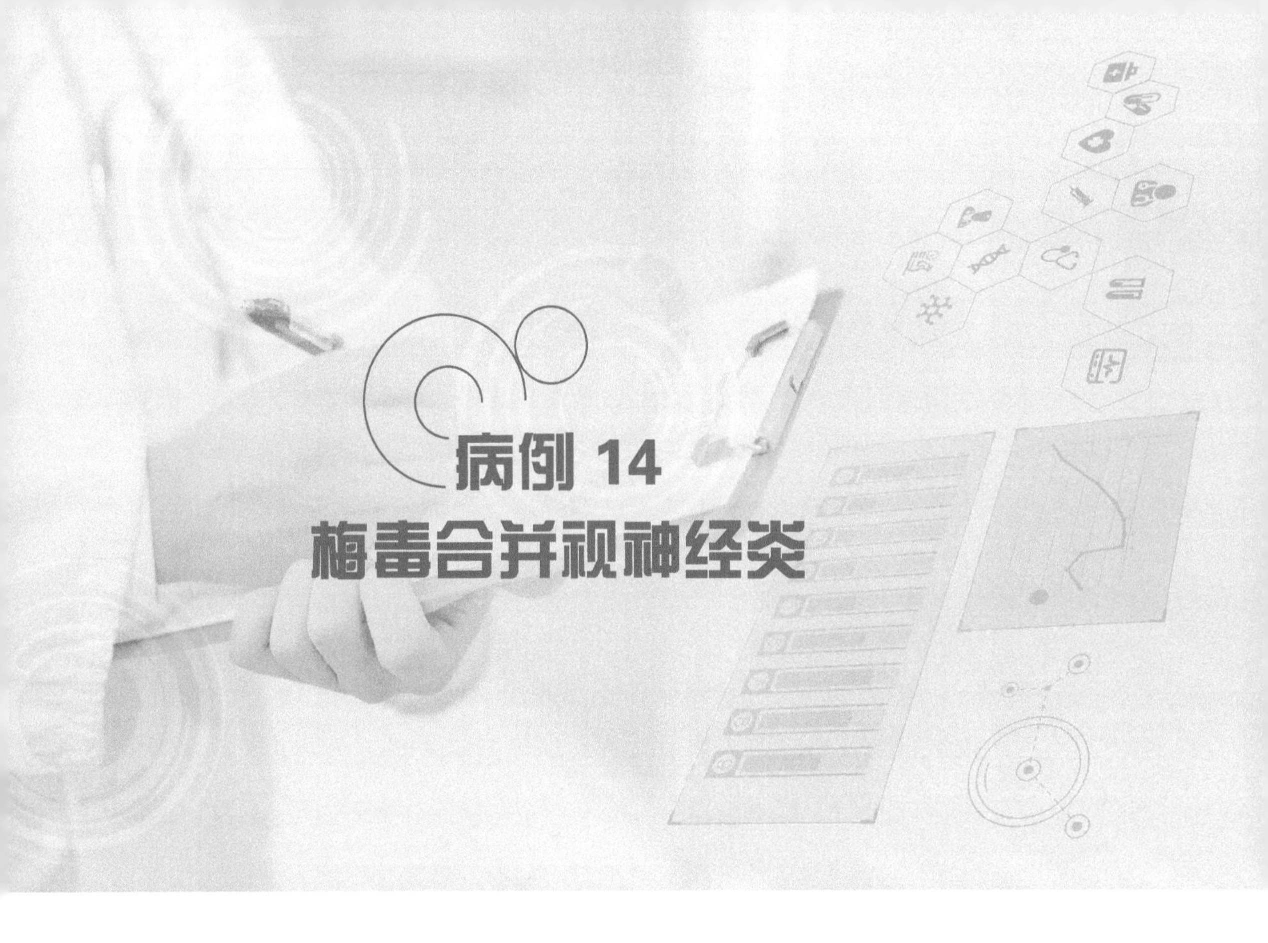

病历摘要

【基本信息】

患者，男性，53 岁。

主诉：双下肢乏力站立不稳 2 年，发现梅毒抗体阳性 1 年，双眼突然视力下降 2 个月。

现病史：2 年前患者无明显诱因出现双下肢无力，双膝酸沉，偶有站立不稳，1 年前发现梅毒抗体阳性，梅毒滴度 1∶8，驱梅治疗（具体方案不详）后梅毒滴度 1∶32；8 个月前就诊于我科，诊为神经梅毒，予以水溶性青霉素治疗 14 天，好转出院；2 个月前自觉突然视力下降；1 个月前复查梅毒滴度 1∶4，为进一步治疗收入院。

既往史：20 年前有冶游史，否认高血压、糖尿病、冠心病等病史。否认手术及输血史、吸毒史。

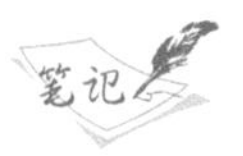

【体格检查】

全身情况：体温 36.5 ℃，脉搏 84 次 / 分，呼吸 12 次 / 分，血压 130/80 mmHg，神志清楚，正常面容，言语流利，双肺呼吸音清，心律齐，各瓣膜听诊区未闻及病理性杂音，腹部平坦，无压痛、反跳痛，移动性浊音阴性，四肢肌力正常，四肢腱反射减低至消失，双下肢无水肿。

眼科检查：视力右眼 0.4，左眼 0.15。眼压双眼 Tn。双眼前节未见异常，眼底双眼视乳头充血，视网膜未见充血渗出（图 14-1，图 14-2）。

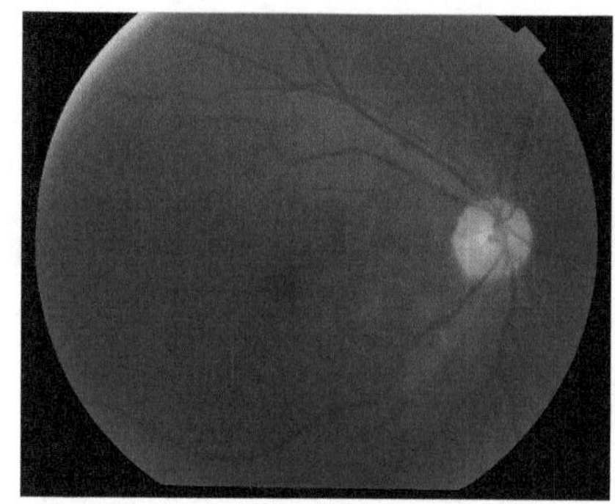

图 14-1　右眼治疗前眼底

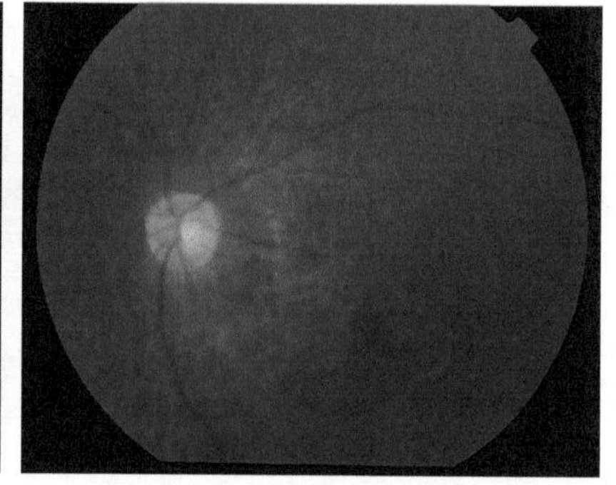

图 14-2　左眼治疗前眼底

【辅助检查】

腰椎穿刺脑脊液检测：TRUST 阴性，TPPA 阳性，血液 TRUST 阳性（1：8），TPPA 阳性。

血常规：WBC 6.79×10^9/L，HGB 152 g/L。

HIV 抗体、乙肝表面抗原、丙肝抗体均为阴性，结核抗体阴性，风疹病毒、巨细胞病毒、单纯疱疹病毒检测均为阴性。

VEP：双眼 P100 潜伏期延长，波幅减小。

视野：与生理盲点相连的暗区。

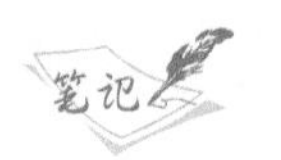

【诊断】

神经梅毒；双眼视神经炎。

【治疗经过】

患者入院后完善各项检查，明确诊断，予以规范水溶性青霉素静脉注射 400 IU，每 6 小时 1 次，共 14 天，14 天后给予苄星青霉素肌内注射，同时予改善循环治疗，疗程结束后出院。

治疗 2 周后眼科检查：视力右眼 0.8，左眼 0.5。眼压双眼 Tn。双眼前节未见异常，眼底双眼视乳头充血减轻，视网膜未见充血渗出。

病例分析

病例特点：患者中年男性，隐匿起病，梅毒抗体阳性，双眼视力明显下降，眼底检查时发现双眼视乳头充血，VEP 示双眼 P100 潜伏期延长，波幅减小。视野示与生理盲点相连的暗区。

诊断依据有以下几点。①神经梅毒：患者血清梅毒阳性，且行脑脊液检测梅毒阳性，诊断明确。②双眼视神经炎：根据患者双眼视力明显下降，眼底发现双眼视乳头充血，VEP 示双眼 P100 潜伏期延长，波幅减小。视野示与生理盲点相连的暗区，可明确诊断。

近年来梅毒的发病率呈现抬头趋势，相应的梅毒相关眼病也较前增多。梅毒被称为伟大的模仿者，因为其可以侵犯眼球任何部位，在眼部最常见的为梅毒性葡萄膜炎，梅毒所致的视神经病变也是梅毒葡萄膜炎常见的表现之一。梅毒所致的视神经病变通常表现为视神经炎、球后视神经炎、视神经周围炎、视盘水肿、视神经萎缩及视乳头树胶肿。视神经炎为视神经病变常见表现。若能及时规范治疗，其预后较好，但由于梅毒所致眼病缺乏特异性，所以往往容易

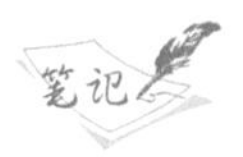

误诊、漏诊而延误了治疗的最佳时机。有研究表明，出现梅毒相关眼病症状和开始梅毒治疗如果超过 28 天，视力预后往往较差，即使经过规范梅毒治疗，患者梅毒滴度明显下降，但仍无法改变视力较差的预后，因此及时正确的诊断，及时治疗十分重要。

病例点评

本例患者有视神经炎相关表现，基线视力下降，视神经损害相关性视野异常，VEP 异常 2 项中至少 1 项，除外其他神经疾病，除外其他眼科疾病（如青光眼、屈光不正），除外非器质性视力下降，所以诊断视神经炎较为明确。其有明确的梅毒感染证据，因此考虑为梅毒合并视神经炎。一旦确诊，应该立即按照神经梅毒的治疗方式治疗，才能取得相对较好的疗效。本例患者由于发病时间较长，因此会在一定程度上影响其预后。

【参考文献】

1. ZHANG T，ZHU Y，XU G. Clinical features and treatments of syphilitic uveitis：a systematic review and meta-analysis. J Ophthalmol，2017，2017：6594849.
2. NORTHEY L C，SKALICKY S E，GURBAXANI A，et al. Syphilitic uveitis and optic neuritis in Sydney，Australia. Br J Ophthalmol，2015，99（9）：1215-1219.
3. TSUBOI M，NISHIJIMA T，YASHIRO S，et al. Prognosis of ocular syphilis in patients infected with HIV in the antiretroviral therapy era. Sex Transm Infect，2016，92（8）：605–610.

（毛菲菲　杨昆　整理）

病例 15 梅毒性视神经视网膜炎

病历摘要

【基本信息】

患者，女性，27 岁。

主诉：双眼视物变形 1 个月。

现病史：1 个月前无明显诱因出现双眼视力下降伴视物变形，自述中间部分凹陷不能看清。无眼红、眼痛，无复视，无斜视，无头痛、恶心等不适。病情渐渐加重，自行点眼药水无好转来诊。

既往史：患者 6 年前发现血梅毒抗体阳性，TRUST 1∶8，给予青霉素肌内注射。5 年前复查血 TRUST 1∶4，此后未再继续治疗或复查。

个人史：否认冶游史，否认吸烟史，否认饮酒史。未婚未育。

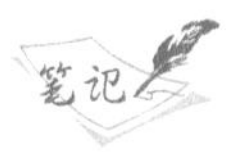

【体格检查】

全身情况：体温 36.2 ℃，血压 120/60 mmHg，心率 70 次 / 分，呼吸 20 次 / 分。神志清楚，精神可，皮肤、巩膜无黄染，双肺呼吸音清，未闻及干、湿啰音，心律齐，未闻及杂音，腹软，无压痛及反跳痛。

眼科检查：右眼矫正视力 0.02，左眼矫正视力 0.04。双眼眼压 13 mmHg。双眼结膜无充血，角膜透明，KP（–），Tyn（–），瞳孔圆，对光反应灵敏。晶状体透明。眼底视乳头边界不清，中心凹反射消失。视网膜未见出血及渗出（图 15-1，图 15-2）。

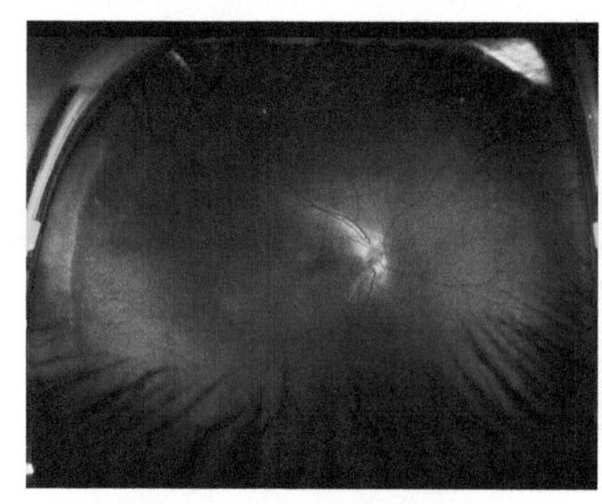
图 15-1　右眼治疗前眼底

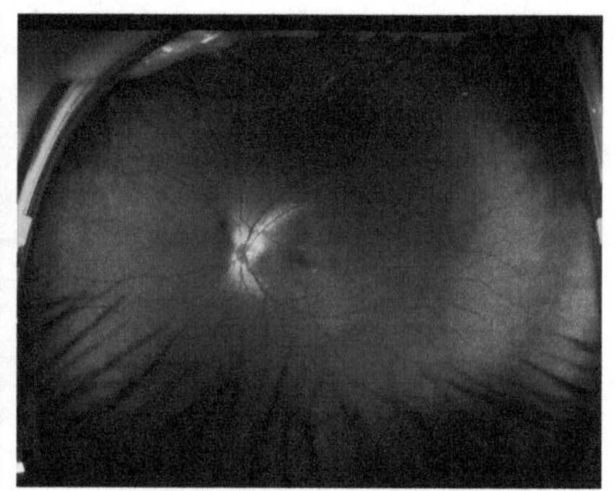
图 15-2　左眼治疗前眼底

【辅助检查】

实验室检查：血 TPPA（+），TRUST（–）。梅毒荧光抗体吸附试验 -IgG（+），梅毒荧光抗体吸附试验 -IgM（–）。脑脊液常规检查示脑脊液白细胞 40 个 /μL，脑脊液总细胞 50 个 /μL。梅毒（脑脊液）TRUST 阴性反应，TPPA 阴性反应。

OCT：双眼黄斑区外层视网膜结构缺损或不连续（图 15-3，图 15-4）。

视野：双眼中心及下方视野缺损。

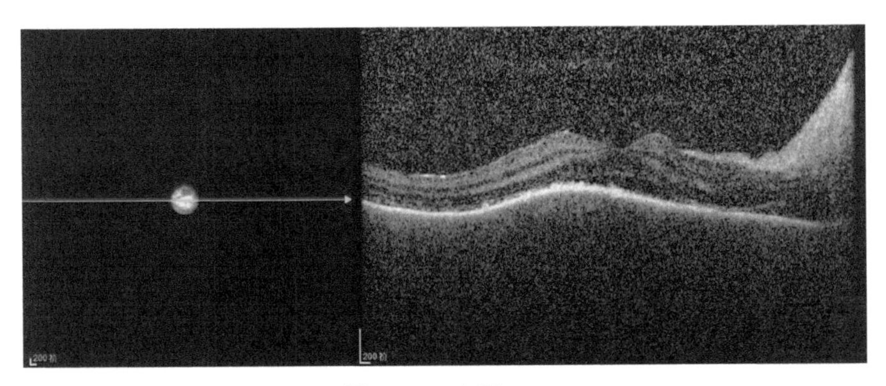

图 15-3 右眼 OCT

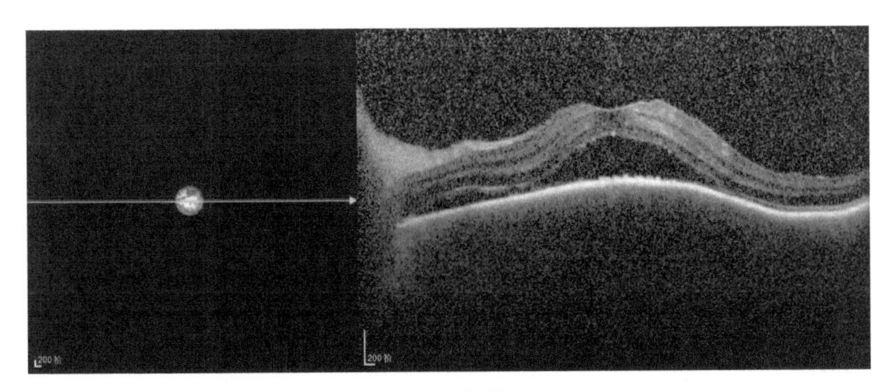

图 15-4 左眼 OCT

【诊断】

双眼视神经视网膜炎；梅毒。

【治疗经过】

正规驱梅治疗：青霉素 G 400 万单位，每 4 小时 1 次，连续 2 周治疗后改为苄星青霉素 1.2 MIU，每周 1 次，连续 3 周。驱梅疗程结束后，自觉视力较前有明显缓解，未至眼科复查。

【随访】

1 年后复查眼底：双眼底大致正常。双眼矫正视力：右眼 0.5，左眼 0.6（图 15-5，图 15-6）。

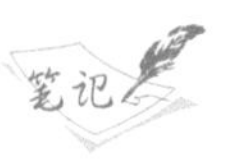

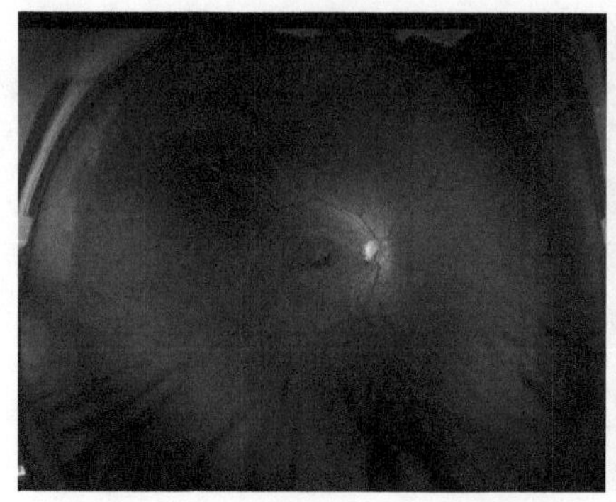
图 15-5　右眼治疗 1 年后眼底

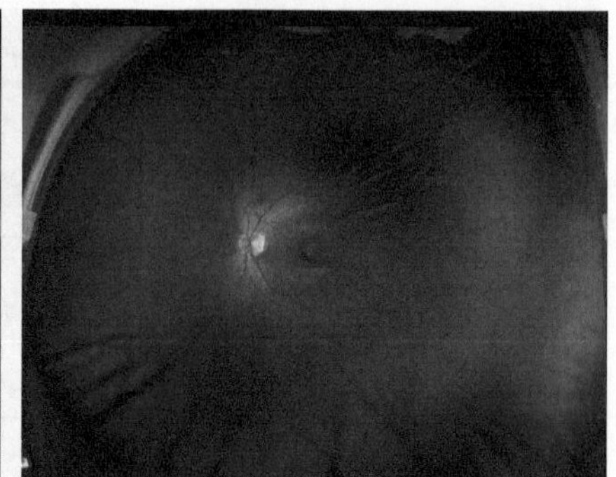
图 15-6　左眼治疗 1 年后眼底

OCT 示黄斑区外层视网膜结构基本完整（图 15-7，图 15-8）。

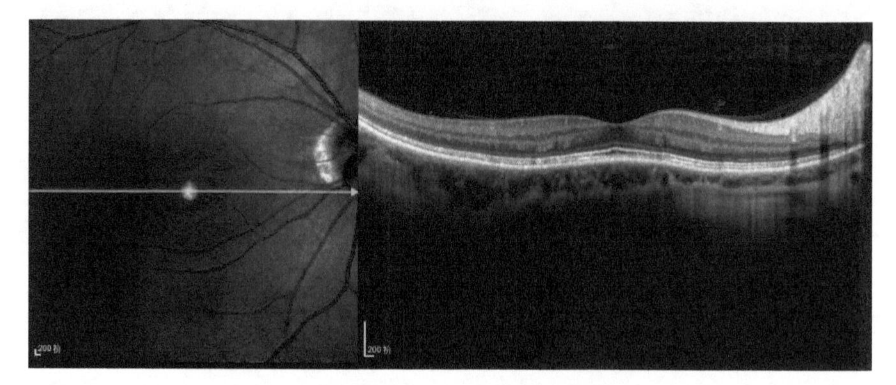
图 15-7　右眼 OCT

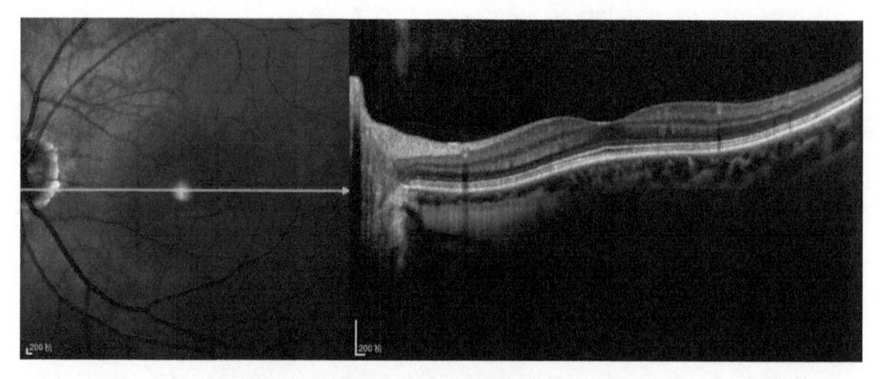
图 15-8　左眼 OCT

病例分析

梅毒是由梅毒螺旋体引起的一种感染性疾病。梅毒的传播途径为性接触、血液和母婴垂直传播。眼梅毒可见于梅毒的任何一期，但多见于二期和隐性期。眼梅毒临床表现千变万化，可模仿任何眼部炎症，包括角膜炎、巩膜炎、葡萄膜炎、视网膜炎、视网膜血管炎及视神经视网膜炎等。眼梅毒表现多样，其中最多见的是梅毒性葡萄膜炎。而视神经视网膜炎，眼底表现主要为视盘水肿及黄斑区的水肿、渗出。患者为年轻女性，既往有梅毒病史，TRUST 1∶8，眼部检查可见双眼视力下降，眼底视乳头边界不清，黄斑中心凹反射消失。OCT 检查示双眼黄斑区外层视网膜结构缺损。双眼中心及下方视野缺损。驱梅治疗有效。可以诊断为梅毒性视神经视网膜炎。既往血 TPPA 阳性，TRUST 1∶8，治疗后滴度下降，梅毒诊断成立。

视神经炎和视盘水肿的区别：球后视神经炎发生炎症的部位远离于视乳头以至于在急性期视乳头保持正常。视乳头炎是视神经头部的炎症引起的视乳头肿胀，视乳头炎与视盘水肿在眼底镜检查中表现相似，但视力丧失是视神经炎的主要症状，可用于区别视盘水肿。

病例点评

眼梅毒可为梅毒的首发或者唯一症状，临床表现多样且缺乏特异性，因此诊断难度较大，易误诊。视神经视网膜炎是梅毒常见眼部表现之一，该例患者首发表现为视神经视网膜炎，及时诊断，规

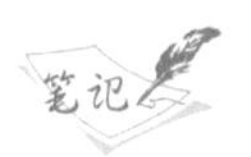

范驱梅，治疗效果好。同时也提示我们，对有类似眼部疾病的患者，要仔细询问病史，必要时进行梅毒相关的血清学检查，以免造成误诊或漏诊。

【参考文献】

1. ZHANG X，DU Q，MA F，et al. Characteristics of syphilitic uveitis in northern China. BMC Ophthalmol，2017，17（1）：95.

（李丹　许雪静　整理）

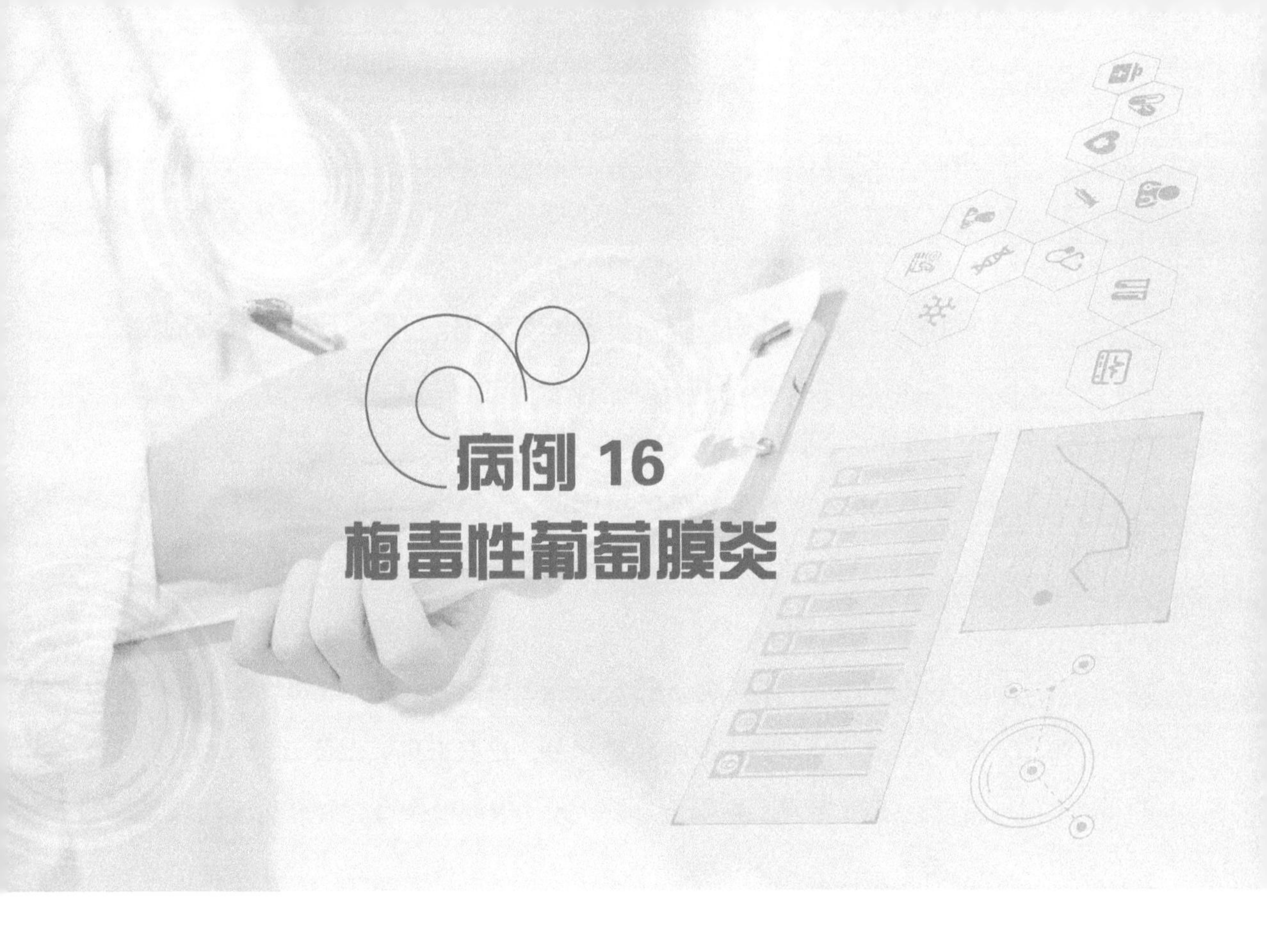

病例 16 梅毒性葡萄膜炎

病历摘要

【基本信息】

患者，女性，68 岁。

主诉：双眼视物模糊 2 年，加重 2 个月。

现病史：患者近 2 年无诱因出现双眼视物模糊，就诊于当地医院，诊治不详，视物模糊程度进行性加重。2 个月前视力明显下降，在当地医院就诊，视力右眼 0.25、左眼 0.15，眼部超声，示双眼玻璃体混浊，OCT 示双眼黄斑囊样水肿。诊断为双眼葡萄膜炎，予以地塞米松磷酸钠注射液 1 mL 球旁注射，甲泼尼龙 16 mg 口服及改善微循环的治疗，视力恢复到右眼 0.5、左眼 0.3。治疗 1 个月后，患者视力突然下降至右眼手动 / 眼前、左眼 0.15。再次予以地塞米松磷

酸钠注射液球旁注射，继续甲泼尼龙 16 mg 口服及改善微循环的治疗，加用环孢素 2 片口服。视力进一步下降转来我院。

既往史：既往体健，否认全身病史。

个人史：无地方病疫区居住史，无传染病疫区生活史，无冶游史，否认吸烟史，否认饮酒史，已婚，育有 1 子 1 女。

【体格检查】

全身情况：体温 36.5 ℃，血压 130/85 mmHg，心率 78 次 / 分，呼吸 19 次 / 分。神志清楚，精神可，皮肤、巩膜无黄染，双肺呼吸音清，未闻及干、湿啰音，心律齐，未闻及杂音，腹软，无压痛及反跳痛。

眼科检查：查视力右眼光感，左眼手动 / 眼前。双眼前节无异常，双眼玻璃体明显混浊，眼底不清（图 16-1，图 16-2）。

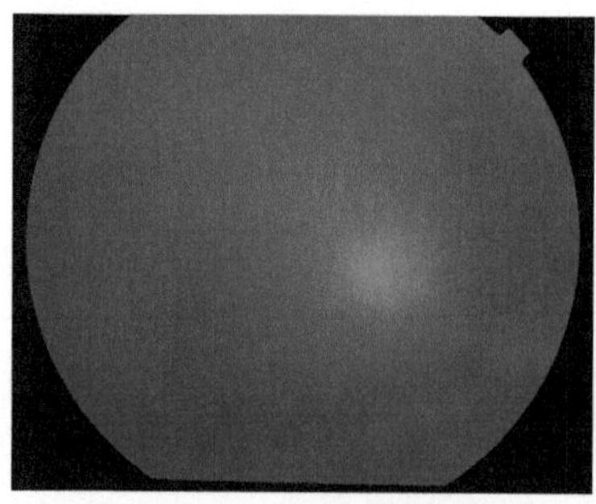

图 16-1 右眼眼底

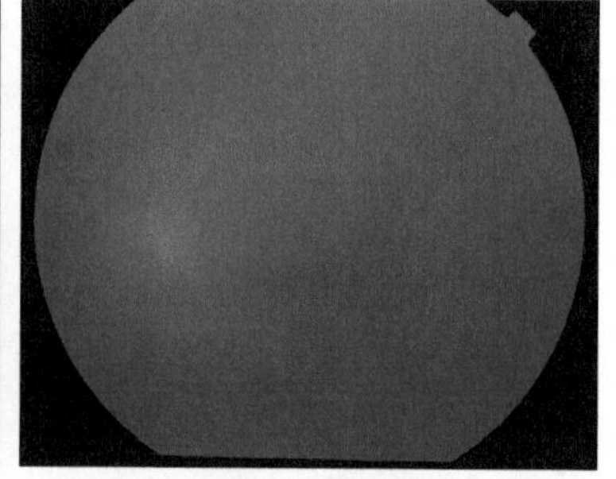

图 16-2 左眼眼底

【辅助检查】

TRUST 阳性（1：16），TPPA(＋)。脑脊液常规：WBC 73 个 /μL。梅毒荧光抗体吸附试验（IgG+IgM）(脑脊液)：IgG 阳性，IgM 阴性。梅毒（脑脊液）：TRUST 阴性，TPPA（＋）。

【诊断】

双眼梅毒性葡萄膜炎；梅毒。

【治疗经过】

入院完善检查后行驱梅治疗：青霉素 300 万 U/4 小时静脉滴注，连续 14 天。改为苄星青霉素 1.2 MIU 每周 1 次，连续 3 周。同时给予维生素 B_1、维生素 B_{12} 修复营养神经，给予前列地尔改善微循环治疗。治疗 2 周后，视力有所改善。查体：双眼视力指数 / 眼前，双眼前节无异常，双眼玻璃体混浊较前减轻（图 16-3，图 16-4）。

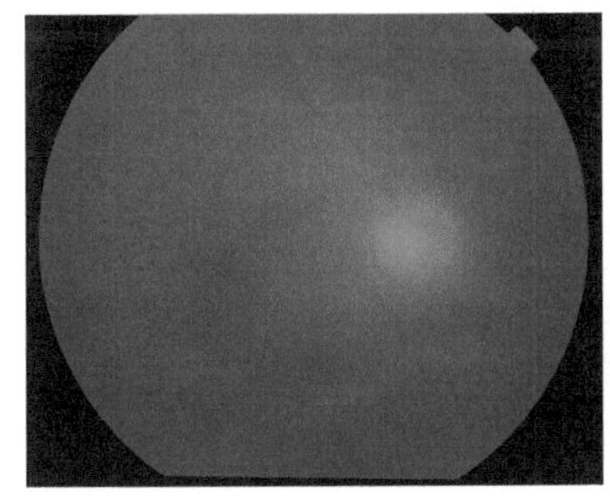

图 16-3　右眼治疗 2 周后眼底

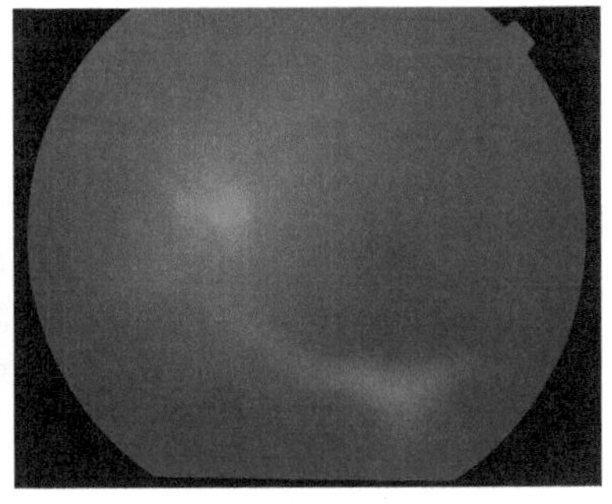

图 16-4　左眼治疗 2 周后眼底

【随访】

半年后查矫正视力右眼 0.2，左眼 0.1。双眼结膜无充血，角膜透明，KP（–），Tyn（–），前房中深，晶状体轻度混浊，眼底检查可见双眼玻璃体混浊明显减轻（图 16-5，图 16-6）。化验检查：TRUST 阳性（1∶8），TPPA（+）。

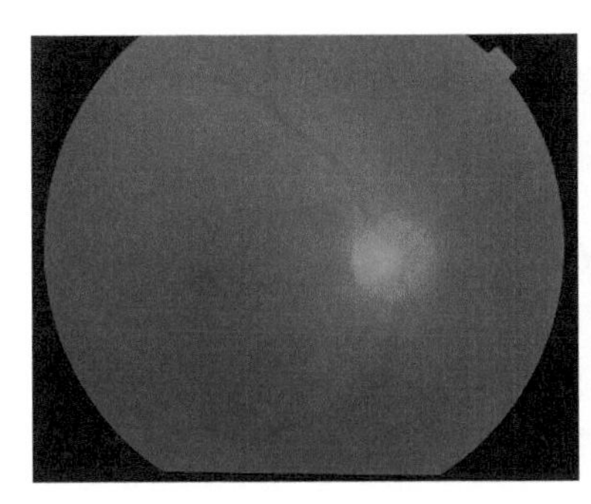

图 16-5　右眼治疗半年后眼底

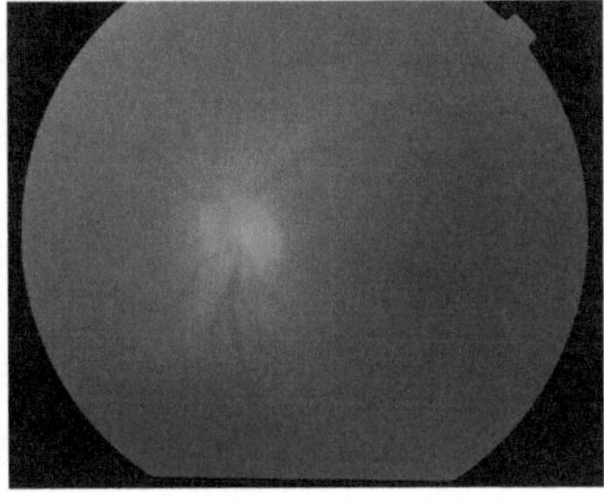

图 16-6　左眼治疗半年后眼底

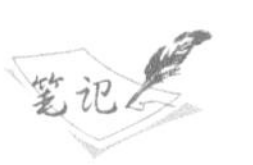

病例分析

梅毒是一种性传播的慢性疾病，梅毒螺旋体通过母婴传播（先天性梅毒）或成年后获得（获得性梅毒）。梅毒引起的葡萄膜炎可以有多种表现，如虹膜睫状体炎，视乳头炎，视网膜脉络膜炎，视网膜色素上皮炎，浆液性视网膜脱离，黄斑囊样水肿，玻璃体混浊和神经视网膜炎等。由于梅毒的临床表现缺乏特异性，我们又称其为“伟大的模仿者”。误诊可导致治疗的延迟，使葡萄膜炎的症状加重，造成视力不可逆性损害，影响患者的身体健康和生活质量。

本病例患者为老年女性，起病隐匿，时间长，表现为玻璃体混浊、黄斑水肿，外院诊断为葡萄膜炎，予以激素治疗开始有效，后来病情逐渐加重，再次加用激素及免疫抑制剂治疗无效果。梅毒的眼部表现多种多样，通常双侧发病，葡萄膜炎是最常见的损害。梅毒性葡萄膜炎的诊断要点主要有：①不洁性生活史；②眼底表现，眼部出现后部盾状脉络膜炎、坏死性视网膜炎时要高度怀疑；③梅毒相关实验室检查。患者为老年女性，未承认不洁性生活史，表现为葡萄膜炎，起病初使用激素后症状有好转，导致医生未进行梅毒等传染病的排查。根据患者的眼底表现，结合梅毒血清学检查，以及对驱梅治疗的反应，可以明确诊断为双眼梅毒性葡萄膜炎。梅毒性葡萄膜炎属于坏死性视网膜炎，常见的表现形式是坏死的淡黄色、白色斑块，通常伴有血管炎，玻璃体炎症和前节炎症，病灶容易与急性视网膜坏死综合征的相混淆。但是，在急性视网膜坏死综合征中，坏死病变始于周围视网膜，而在梅毒性视网膜炎中，病变通常位于后极部。在梅毒性视网膜坏死中，人们的印象是病灶表面有点模糊，像一层渗出物遮住了下面的视网膜。然而，在急性视网膜坏

死综合征中，可以清楚地将病变表面识别为增厚、坏死的视网膜表面。急性视网膜坏死综合征倾向于出现均匀的视网膜坏死组织，而梅毒性视网膜炎呈现为斑驳坏死区，愈合阶段更为明显。视网膜浅表沉淀物是梅毒性视网膜炎的特征。梅毒性葡萄膜炎还需要与巨细胞病毒性视网膜炎相鉴别，巨细胞病毒性视网膜炎是一种机会性感染，常见于免疫功能抑制者，玻璃体及前房炎症反应轻微，典型的眼底改变为“奶酪番茄酱样”。患者免疫力正常，玻璃体混浊明显，结合梅毒血清学检查，可以排除。

根据中国疾病预防控制中心指南，具有活动性临床表现的眼部梅毒应该按照神经梅毒治疗方案进行抗生素治疗。非梅毒螺旋体试验滴度降至1/4或以下被认为是对治疗有反应。青霉素是治疗眼部梅毒的一线用药。推荐方案为静脉注射水剂青霉素G 300万～400万U，6次/日，连续10～14日；或肌内注射普鲁卡因青霉素240万U，1次/日，同时口服丙磺舒500 mg，4次/日。对青霉素过敏者可选用多西环素100 mg，2次/日；或四环素500 mg，4次/日，连续28天。苄星青霉素的扩展治疗可以提供更长期的治疗效果，方案是肌内注射240万U，1次/周，连续3周。

有研究表明，超过28天的诊断延迟与视力预后差呈明显相关。也有报道发现，确诊前葡萄膜炎持续时间较长和出现黄斑脉络膜视网膜炎与≥2条Snellen线的视力损失（$P<0.01$）和视力损失至20/50或更差（$P=0.03$）相关。梅毒引起的眼部表现多种多样，给疾病的诊断带来困难，梅毒性葡萄膜炎的误诊，加之免疫抑制剂治疗，会影响患者的病情观察及视力预后。

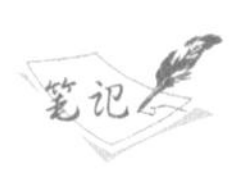

病例点评

梅毒性葡萄膜炎是感染性葡萄膜炎的常见类型，梅毒性葡萄膜炎早发现，规范用药，治疗效果好。如果贻误病情，会给患者造成永久性视力损害。在临床上，对于葡萄膜炎患者，在开始皮质类固醇等免疫抑制剂治疗之前一定要先排除包括梅毒在内的感染性疾病，以免延误病情。

【参考文献】

1. WORKOWSKI K A，BOLAN G A，Centers for Disease Control and Prevention Sexually transmitted diseases treatment guidelines. MMWR Recomm Rep，2015，64（RR-03）：1–137.
2. SHEN J，FENG L，LI Y. Ocular syphilis：an alarming infectious eye disease. Int J Clin Exp Med，2015，8（5）：7770-7777.
3. DAVIS J L. Ocular syphilis. Curr Opin Ophthalmol，2014，25（6）：513-518.
4. MORADI A，SALEK S，DANIEL E，et al. Clinical features and incidence rates of ocular complications in patients with ocular syphilis. Am J Ophthalmol，2015，159（2）：334-343.

（李丹　孙挥宇　整理）

病例 17 急性梅毒性后极部鳞样脉络膜视网膜炎

病历摘要

【基本信息】

患者，男性，28 岁。

主诉：左眼飞蚊症、视物模糊 1 周。

现病史：患者 1 周前发现左眼飞蚊症伴视物模糊，无眼红、眼痛、眼胀，未诊治，为进一步检查及口腔卡波西肉瘤化疗收入我院。发病以来患者精神不振，进食量减少，睡眠尚可，二便尚可，体重近 1 个月下降约 4 kg。

流行病学史：9 年前曾有同性性行为史，否认手术、外伤史，否认输血史，否认静脉注射毒品史，无类似患者接触史。否认到过新型冠状病毒感染中高风险地区。

既往史：3 年前因体检发现抗 HIV 抗体阳性，并经当地确证试验确诊，$CD4^+T$ 淋巴细胞约 450 个 /μL，此后患者复查 $CD4^+T$ 淋巴细胞最低为 33 个 /μL，无明显乏力、发热、咳嗽、体重下降等表现，1 个月前开始 HAART。2 年前患者无明显原因出现咽部不适，未予诊治，4 个月前肿物明显增大，伴吞咽困难、咽痛，自服“消炎药”治疗后症状无明显缓解，逐渐出现咳嗽、咳黄绿色间或黑红色痰、活动后轻微胸闷憋气，1 个月前于我院确诊口腔卡波西肉瘤，并进行化疗，同时发现梅毒 TRUST 阳性（1∶16），TPPA 阳性。平素健康状况良好，否认高血压、冠心病、糖尿病病史，否认其他传染病病史，否认食物、药物过敏史，否认外伤史。

个人史：无地方病传染病疫区生活史；无冶游史；8 年吸烟史，量约 20 支 / 日；4 年饮酒史，量约 250 g/ 次。未婚未育。

【体格检查】

全身情况：体温 36.5 ℃，脉搏 78 次 / 分，呼吸 21 次 / 分，血压 110/75 mmHg，颈部可触及肿大淋巴结，大小约 0.5 cm × 0.5 cm。质中，活动度可，无明显触痛。口腔可见散在分布暗红色肿物，腭咽弓可见充满数个暗红色肿物，双肺叩诊呈清音，双肺呼吸音清，未闻及干、湿啰音及胸膜摩擦音。

眼科检查：视力右眼 1.0，左眼 0.8。眼压右眼 10 mmHg，左眼 12 mmHg。双眼结膜无充血，角膜清，KP（–），前房中深，Tyn（–），瞳孔圆，对光反应灵敏，晶状体清，眼底双眼视乳头界清色可，右眼黄斑中心凹反光存在，左眼黄斑区可见黄白色鳞片样改变，双眼视网膜血管走形未见明显异常，视网膜未见出血及渗出。OCT 示左眼黄斑区外界膜及椭圆体层损害，RPE 层呈点状隆起高信号（图 17-1）。

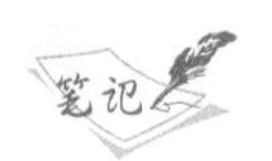

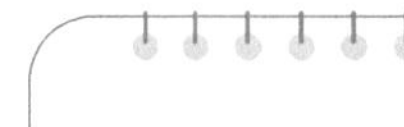

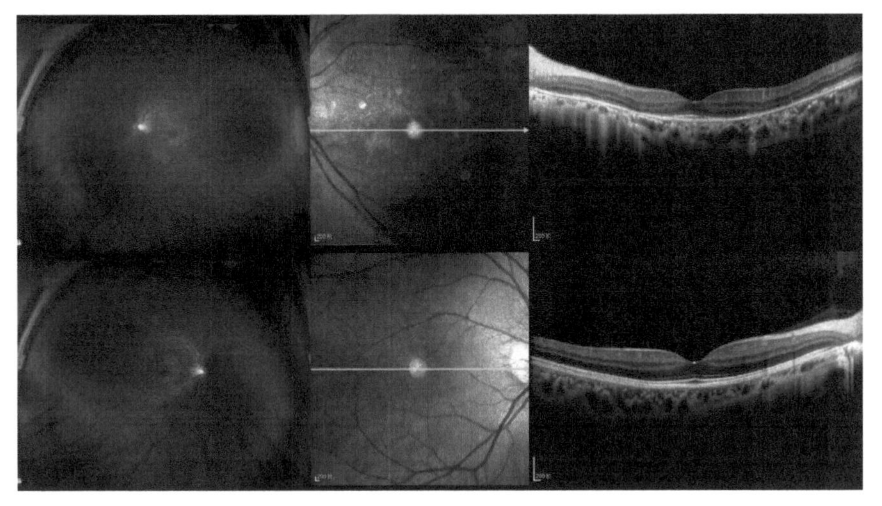

图 17-1　双眼治疗前欧堡像和 OCT

【辅助检查】

化验：全血细胞分类 WBC 1.52×10^9/L，NE# 0.32×10^9/L。梅毒 TRUST 阳性反应（1：32），TPPA 阳性。肝功能检查示 AST 13.4 U/L，HCY 15.09 μmol/L，ALT 12.3 U/L，ALB 45.2 g/L。电解质 + 肾功能检查示 URCA 523.0 μmol/L。

胸部 CT 平扫：双肺感染；左肺下叶病变，结合病史卡波西肉瘤不除外。

【诊断】

左眼急性梅毒性后极部鳞样脉络膜视网膜炎（acute syphiliticpost-polar squamous chorioretinitis，ASPPC）；AIDS；卡波西肉瘤；梅毒。

【治疗经过】

继续服用绥美凯，进行 HAART；患者粒细胞缺乏，考虑化疗后骨髓抑制，给予对症升白治疗；待血常规基本正常后，进行第二疗程化疗，给予多柔比星脂质体 38 mg；行腰椎穿刺检查，测压 210 mmH_2O，脑脊液常规检查示无色透明，总细胞 5 个 /μL，白细

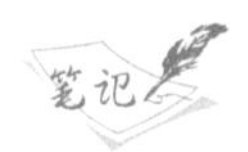

胞 4 个 /μL，潘氏试验阴性，生化检查示 UCFP 25.2 mg/dL，GLU 3.47 mmol/L，Cl^- 130.0 mmol/L。梅毒荧光抗体吸附试验（IgG+IgM）（脑脊液）：FTA-ABS-IgG 弱阳性反应，FTA-ABS-IgM 阴性反应。感染科表示暂不支持神经梅毒诊断，但鉴于患者眼梅毒表现，建议患者行驱梅治疗，但是，患者因个人原因提前出院，未行梅毒相关治疗及颅脑检查，于入院后第 7 天出院。

1 个月后复诊，眼科查体可见视力右眼 0.6（矫正 1.0）、左眼 0.6（矫正 1.0）；眼压右眼 10 mmHg、左眼 10 mmHg；双眼角膜清，KP（–），前房中深，Tyn（–），瞳孔圆，对光反应灵敏，晶状体清；眼底双眼视乳头界清色可，右眼黄斑中心凹反光可，左眼黄斑区可见黄白色较前无明显变化（图 17-2）。

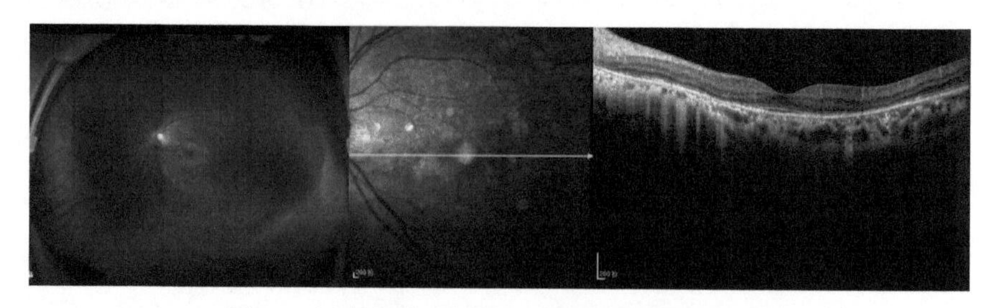

图 17-2　左眼首次就诊 1 个月后欧堡像和 OCT

再次建议患者行驱梅治疗，患者同意，遂给予青霉素钠400万IU，每1小时1次。

3 个月后，眼科查体可见视力右眼 1.2、左眼 0.8；眼压双眼 10 mmHg；双眼结膜无充血，角膜清，前房中深，瞳孔圆，对光可，晶状体清；眼底双眼视乳头边清色可，视网膜未见明显出血，左眼黄斑区可见陈旧瘢痕（图 17-3）。复查梅毒 TRUST 阳性反应（1∶128），TPPA 阳性反应，感染科考虑再次感染可能性。

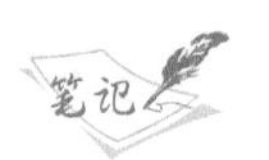

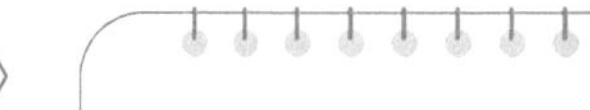

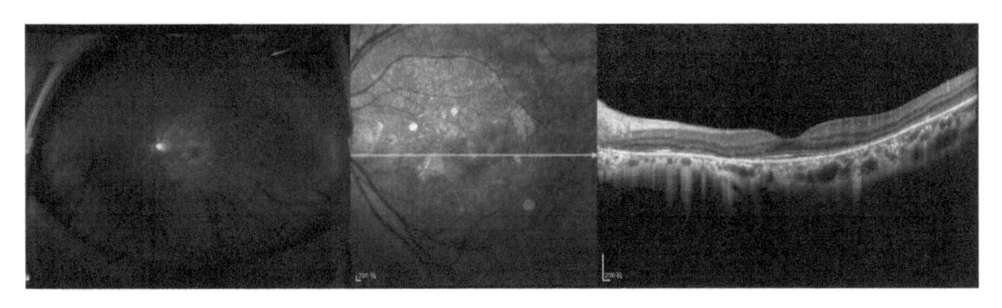

图 17-3　左眼驱梅治疗 3 个月后欧堡像和 OCT

鉴于患者眼部表现及 TRUST 阳性反应（1∶128），遂继续行驱梅治疗（水剂青霉素 400 万 IU 静脉滴注，每 4 小时 1 次，疗程 10～14 天）。

半年后复查，眼科查体可见视力右眼 0.8（矫正 1.0）、左眼 0.6（矫正 0.8）；眼压右眼 12 mmHg、左眼 13 mmHg；双眼角膜清，KP（–），前房中深，Tyn（–），瞳孔圆，对光反应灵敏，晶状体清；眼底双眼视乳头界清色可，右眼黄斑中心凹反光存在，左眼黄斑区可见黄白色改变，双眼血管走行未见明显异常，视网膜未见出血及渗出（图 17-4）。

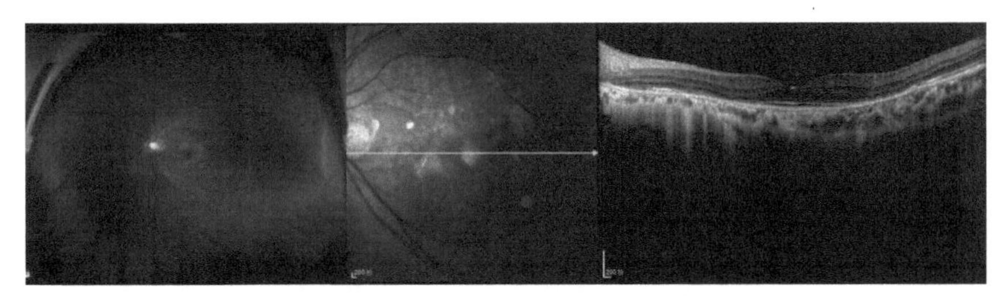

图 17-4　左眼驱梅治疗半年后欧堡像和 OCT

复查梅毒 TRUST 阳性反应（1∶16），TPPA 阳性反应。继续行驱梅治疗。

【随访】

1 年后电话随访，患者自觉视力同前，无变化。

笔记

病例分析

本例为28岁男性患者，9年前曾有同性性行为史，3年前因体检发现抗HIV抗体阳性，并经当地确证试验确诊，$CD4^+T$淋巴细胞最低为33个/μL，1个月前开始HAART，1个月前于我院诊断为口腔卡波西肉瘤并进行化疗，本次因左眼飞蚊症、视物模糊1周就诊。诊断依据有以下几点。①左眼ASPPC：通过患者眼底及OCT黄斑区外界膜及椭圆体层损害、RPE层呈点状隆起高信号表现即可诊断。②AIDS：患者青年男性，有同性性行为史，3年前发现HIV抗体阳性，确证试验阳性，$CD4^+T$淋巴细胞最低为33个/μL，且目前合并卡波西肉瘤。③卡波西肉瘤（口腔、肺部）：患者吞咽困难，口腔可见散在分布暗红色肿物，腭咽弓可见充满数个暗红色肿物，病程中有咳嗽、咳痰、咯血，病理提示符合卡波西肉瘤。免疫组化结果：CD31（+），CD34（+），HHV-8（+），Ki-67（约15%+），第八因子（+）；胸部增强CT提示肺部卡波西肉瘤。患者自诉化疗后口腔肿物体积缩小，吞咽困难缓解，咳嗽、咳痰好转，未再诉咯血，目前可进食固体食物，考虑化疗效果尚可。④梅毒：梅毒TRUST阳性反应（1∶32），TPPA阳性，目前尚无明显皮疹、硬下疳等表现。

梅毒可以累及人体的任何脏器组织，近年来，眼梅毒发病率逐年升高，且亦可作为首发症状，但因其眼部表现多样化，可表现为角膜基质炎、巩膜炎、葡萄膜炎、脉络膜炎、视网膜血管炎、视神经炎等，故而在临床上容易被漏诊或误诊。ASPPC是一特殊类型的梅毒性眼底病变，主要表现为后极部的一个或多个黄色或黄白色斑片状病灶，累及RPE层的视网膜损伤。1990年Gass等首次提出ASPPC这一概念，他们认为是梅毒螺旋体的播散导致了脉络

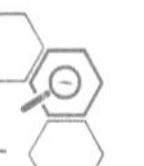

膜 –RPE– 光感受器复合物的炎性反应，进而形成临床上可见的黄白色鳞变和光感受器功能障碍。ASPPC 患者的临床特征为青壮年、急性双眼发病、视力下降显著、眼部体征轻。影像学特征为眼底像上位于后极部累及黄斑的、斑片或弥漫型黄白色病灶；OCT 显示椭圆体层不同程度的损伤、RPE 结节、玻璃体细胞；自发荧光、FFA、ICGA 与眼底像上基本一致的病灶。多数早期明确病因的 ASPPC 患者及时进行系统驱梅治疗，从而促进病变的吸收；但部分未行驱梅治疗的患者，病灶也可自行吸收。因此，目前认为 ASPPC 在治疗或非治疗原发病的情况下，病变可自发吸收。而这种自发吸收可能是一种免疫系统对感染启动的免疫过程，也有学者认为这种自发吸收是病变转入慢性潜伏期的标志。我们推测本例患者眼底病灶未能完全吸收的可能原因为发病的急性期未进行及时、规律的驱梅治疗且中途发生了梅毒的再次感染，梅毒滴度反复且一直未能转阴。

病例点评

ASPPC 是一种临床上少见的梅毒眼底并发症，但是梅毒同时合并有 HIV 感染 /AIDS 的患者，ASPPC 则较为常见。相比较其他类型眼梅毒，这一类型眼梅毒因为其炎性反应轻而在临床上更易被漏诊，虽然本病具有病灶自发吸收的自然病程，但及时、足量、足疗程的驱梅治疗可减少患者视功能的损伤。

【参考文献】

1. CHAO J R，KHURANA R N，FAWZI A A，et al. Syphilis：reemergence of an old adversary. Ophthalmology，2006，113（1）：2074-2079.

2. KISS S，DAMICO FM，YOUNG L H. Ocular manifestations and treatment of syphilis. Semin Ophthalmol，2005，20（3）：161-167.
3. MORADI A，SALEK S，DANIEL E，et al. Clinical features andincidence rates of ocular complications in patients with ocularsyphilis. Am J Ophthalmol，2015，159（2）：334-343.
4. PICHI F，CIARDELLA A P，CUNNINGHAM E T，et al. Spectral domainoptical coherence tomography findings in patients with acutesyphilitic posterior placoid chorioretinopathy. Retina，2014，34（2）：373-384.
5. ROTH DB，BALLINTINE S，MANTOPOULOS D，et al. Relentless placoidchorioretinitis：successful long-term treatment with intravitrealtriamcinolone. Retin Cases Brief Rep，2019，13（2）：150-153.

（鲁丹　董愉　孙挥宇　整理）

病例 18
神经梅毒继发视神经萎缩

病历摘要

【基本信息】

患者，女性，43 岁。

主诉：发现血清梅毒抗体阳性 8 年，双眼视物不清 11 个月。

现病史：8 年前因胃镜前化验检查发现血清梅毒抗体阳性，具体滴度不详，无不适主诉，当地肌内注射长效青霉素 2 个疗程（具体过程及剂量不详），后未规律诊治及复查，无不适主诉。11 个月前，无明显诱因右眼、左眼先后出现视力下降，伴畏光，无眼痛、流泪、视野缺损、视物成双等不适，就诊于当地医院，完善视神经脊髓炎抗体检查，未见异常，化验结果提示血清梅毒抗体阳性，RPR 1∶8。7 个月前在我院神经内科住院治疗，腰椎穿刺梅毒（脑

脊液）：TRUST 阳性（1∶1），TPPA 阳性。血清梅毒：TRUST 阳性（1∶16），TPPA 阳性。诊断神经梅毒、眼梅毒，给予静脉滴注青霉素驱梅治疗 1 个疗程。患者出院后右眼视力下降加重，就诊中医眼科医院，给予中药及输液营养神经治疗，视力无明显改善。4 个月前再次于神经内科住院治疗，复查腰椎穿刺，脑脊液常规生化示总细胞 10 个 /μL，白细胞 8 个 /μL，UCFP 51.0 mg/dL，梅毒（脑脊液）示 TRUST 阴性，TPPA 阳性；再次给予静脉滴注青霉素治疗 1 个疗程。出院半个月后自觉视力减退，于当地中医院眼科住院治疗 1 个月，给予单唾液酸四己糖神经节苷脂钠、鼠神经生长因子、樟柳碱等药物治疗，畏光及视力略有好转。出院 1 周后畏光、视力减退再次加重，右眼 30 cm 可见指动，视野变暗。今为再次驱梅治疗于我院神经内科住院治疗，住院期间行眼科会诊。

既往史：平素健康状况良好，否认心脏病、高血压、糖尿病等全身病史，否认药物过敏史，否认外伤、手术史，否认经常外出就餐，否认输血及血制品应用史，否认传染病患者密切接触史。

个人史：生长于原籍，无疫区旅居史，否认吸烟史，否认饮酒史，已婚已育。

【体格检查】

全身情况：神志清楚，皮肤、黏膜无黄染，双肺呼吸音清，心律齐，腹部平坦，无压痛、反跳痛，双下肢无水肿。

眼科检查：最佳矫正视力右眼手动 / 眼前，左眼 0.12+。眼压右眼 10 mmHg，左眼 12 mmHg。双眼角膜清，KP（–），前房中深，Tyn（–），瞳孔圆，直径右眼 4 mm，左眼 3.5 mm，双眼瞳孔对光反应消失，集合反射存在，晶状体清，眼底双眼视乳头界清色苍白，黄斑中心凹反光存在，动脉细，视网膜未见出血及渗出（图 18-1，图 18-2）。

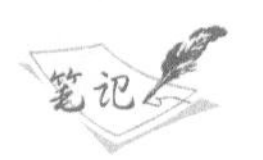

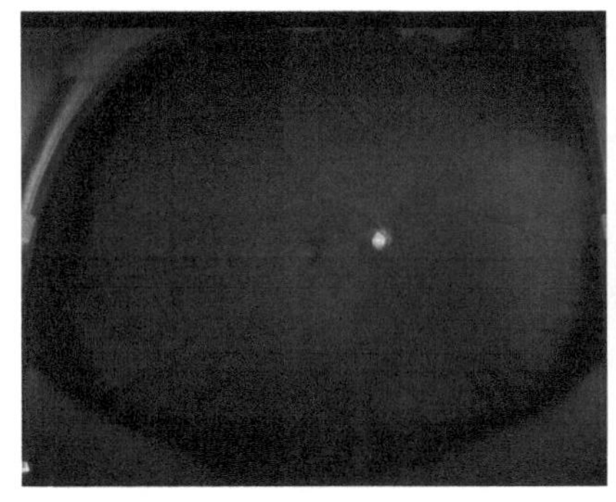

图 18-1 右眼入院时眼底

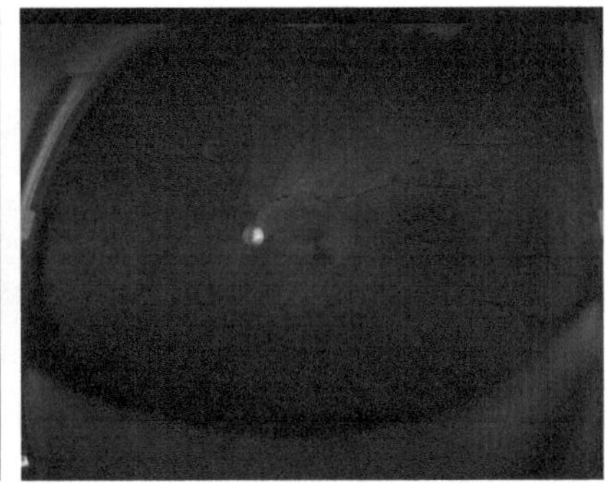

图 18-2 左眼入院时眼底

【辅助检查】

梅毒荧光抗体吸附试验：FTA-ABS-IgG 阳性，FTA-ABS-IgM 阳性；梅毒 TRUST 阳性反应（1 ∶ 8），TPPA 阳性反应；脑脊液常规检查示脑脊液透明无色，白细胞 3 个 /μL，五管糖 1-5 管阳性，潘氏试验阳性，白细胞分类计数单核细胞 2 个，多核细胞 1 个；梅毒（脑脊液）：TPPA 阳性，TRUST 阴性；梅毒荧光抗体吸附试验（脑脊液）：FTA-ABS-IgG 阳性，FTA-ABS-IgM 阴性；体感诱发电位下肢（双侧）示左下肢 T_{12} 以上至皮质声感觉传导通路障碍，右下肢深感觉传导通路未见异常。经颅彩色多普勒超声未见异常。磁共振头颅增强及 CT 示鼻窦炎。甲状腺及颈部淋巴结检查示甲状腺右叶多发囊性结节 TI-RADS2 类。磁共振头颅静脉血管成像未见明显异常。

视觉诱发电位：双侧视觉传导通路传导障碍。

视神经纤维扫描：双眼可见视神经纤维萎缩（图 18-3，图 18-4）。

笔记

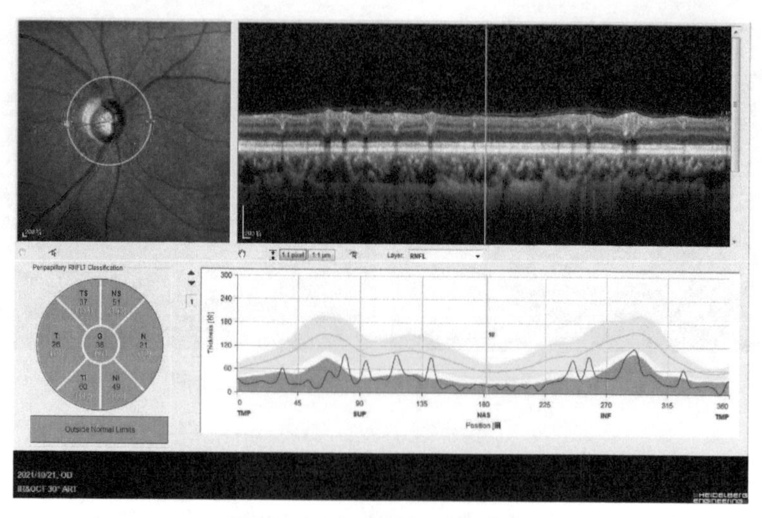

图 18-3　右眼神经纤维扫描

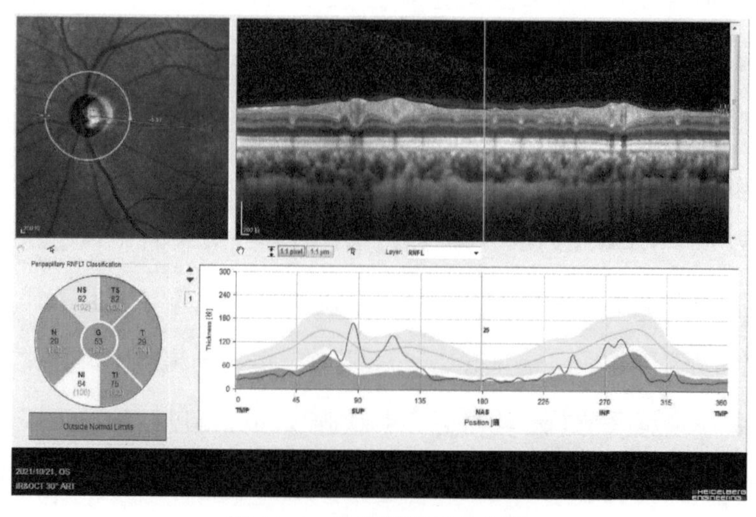

图 18-4　左眼神经纤维扫描

【诊断】

双眼视神经萎缩；神经梅毒。

【治疗经过】

入院后在青霉素皮试阴性后给予青霉素 400 万 IU，每 4 小时 1 次驱梅治疗。给予前列地尔改善微循环，鼠神经生长因子、腺苷钴胺、维生素 B_1 营养神经。

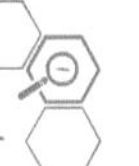

【随访】

1 个月后复查，患者视力及眼底无明显变化（图 18-5，图 18-6）。

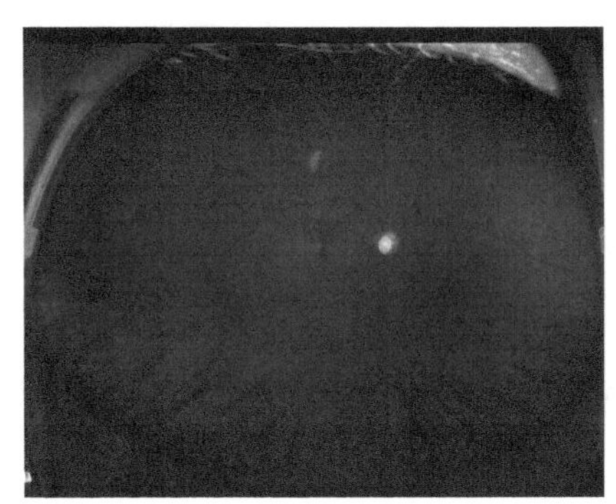

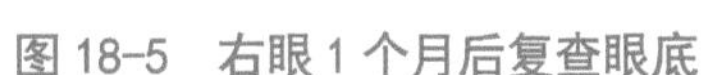

图 18-5　右眼 1 个月后复查眼底

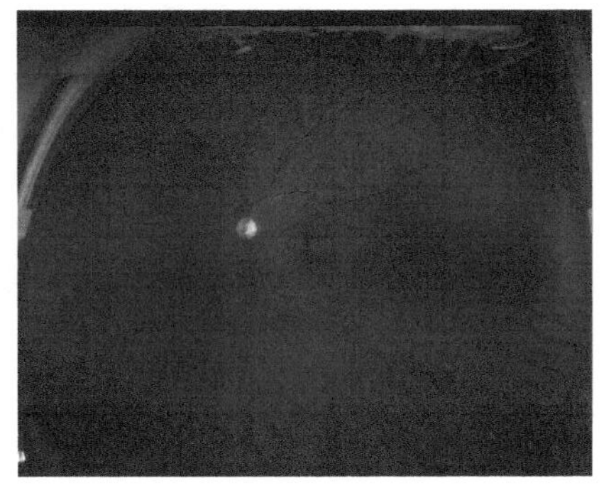

图 18-6　左眼 1 个月后复查眼底

病例分析

病例特点：患者为中年女性，慢性起病。发现血清梅毒抗体阳性 8 年，双眼视物不清 11 个月。最佳矫正视力右眼手动 / 眼前，左眼 0.12+。双眼瞳孔圆，直径右眼 4 mm，左眼 3.5 mm，双眼瞳孔对光反应消失，集合反射存在，眼底双眼视乳头界清色苍白，黄斑中心凹反光存在，动脉细。

诊断依据：①发现血清梅毒抗体阳性 8 年，双眼视物不清 11 个月。②查体：最佳矫正视力右眼手动 / 眼前，左眼 0.12+。双眼瞳孔圆，直径右眼 4 mm，左眼 3.5 mm，双眼瞳孔对光反应消失，集合反射存在，眼底双眼视乳头界清色苍白，黄斑中心凹反光存在，动脉细。③辅助检查：梅毒荧光抗体吸附试验 FTA-ABS-IgG 阳性，FTA-ABS-IgM 阳性；梅毒 TRUST 阳性反应（1∶8），TPPA 阳性反应；脑脊液常规检查示脑脊液透明无色，白细胞 3 个 /μL，五管糖 1-5 管阳性，潘氏试验阳性，白细胞分类计数单核细胞 2 个，多核细胞 1 个；

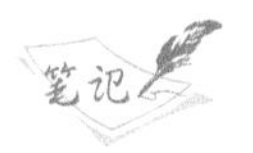

梅毒（脑脊液）TPPA 阳性，TRUST 阴性；梅毒荧光抗体吸附试验（脑脊液）FTA-ABS-IgG 阳性，FTA-ABS-IgM 阴性。视觉诱发电位示双侧视觉传导通路传导障碍。双眼视神经纤维扫描可见双眼视神经纤维萎缩。

梅毒是由梅毒螺旋体引起的一种性传播疾病，分为一期梅毒、二期梅毒、三期梅毒、隐性梅毒和先天性梅毒，神经梅毒为三期梅毒。神经梅毒是中枢神经系统被梅毒螺旋体侵袭而致的一种慢性临床综合征，可累及脑、脊髓、周围神经等，亦可累及眼部，临床表现多变。梅毒可引起角膜炎、巩膜炎、肉芽肿或非肉芽肿性葡萄膜炎、视网膜血管炎、视神经病变、瞳孔异常、眼肌麻痹等，梅毒在眼部最常见的表现是葡萄膜炎，而视神经病变相对少见，尤其是以视神经萎缩为首发表现的病例更为少见。患者神经梅毒诊断明确，眼科查体见视力明显下降，眼压正常，眼底视神经苍白，诊断明确。且患者眼底检查见视乳头边界清晰，说明其发病过程中没有视盘水肿等急性炎症过程。遇此情况，眼科医生容易考虑是开角型青光眼或者与颅内病变相关的视神经萎缩，建议去神经外科就诊；而神经外科通过影像学检查，往往不能发现阳性结果。并且由于目前多认为视神经萎缩尚无有效的治疗方法，临床可能当作开角型青光眼治疗或者放弃进一步寻找病因，增加了误诊的概率。

病例点评

近年来，梅毒在我国及世界范围内的发病率均有明显上升，与梅毒相关的眼病发病率也显著提高。神经系统梅毒感染为慢性、隐匿性的炎症过程，并且临床表现多种多样，极易被误诊。神经梅毒

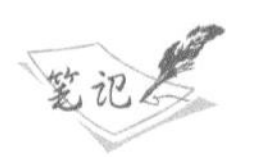

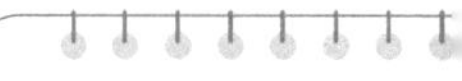

合并视神经病变，尤其是合并视神经萎缩为少见的临床表现，且可作为首发症状，临床表现具有非特异性，因而极易漏诊或误诊，对于临床所见的不明原因视神经萎缩，应将梅毒作为病因加以考虑。

【参考文献】

1. 邱怀雨，颜榕，张晓君，等．以视神经萎缩为首发表现的神经梅毒 8 例．中华眼底病杂志，2013，29（3）：309-310.
2. 王胜男，孙挥宇，毛菲菲，等．141 例神经梅毒患者眼部表现的临床分析．眼科，2021，30（5）：386-390.

（王胜男　许东梅　马小扬　整理）

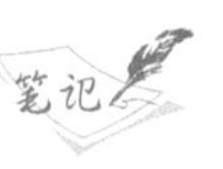

病例 19
慢性丙型病毒性肝炎合并干眼

病历摘要

【基本信息】

患者，男性，58 岁。

主诉：双眼干涩不适半年，发现抗 HCV 阳性 21 年。

现病史：21 年前因乏力、肝区不适于当地医院查 HCV（+），转氨酶 1600 U/L，于当地医院住院接受保肝治疗后转氨酶降至 55 U/L，出院后开始应用干扰素 100 万单位、300 万单位、500 万单位共 2 个月后停用（具体原因不详），此后一直服用保肝药物，监测肝功能波动于 40 ～ 90 U/L。患者 16 年前就诊于我院肝病科，查 HCV-RNA 载量 10^8 copies/mL，ALT 57 U/L，AST 31 U/L，开始应用重组干扰素 α-1b 500 万单位治疗 5 个半月，复查 HCV-RNA 载量 10^5 copies/mL，

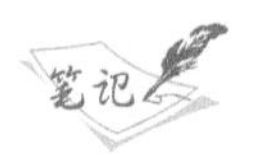

于半年后开始换用聚乙二醇干扰素 α 2a 180 μg qw 皮下注射 + 利巴韦林 0.4 g tid 口服，7 周后因血细胞下降明显将干扰素调整为 135 μg qw 皮下注射，治疗期间监测 RNA 转阴，肝功能波动于 57 ～ 490 U/L，半年后停用干扰素，停药 4 个月后复查 HCV-RNA 载量 10^4 copies/mL，于 2006 年 8 月再次应用聚乙二醇干扰素 α 2a 135 μg qw 皮下注射 + 利巴韦林 0.4 g tid 口服，注射 48 针后出现严重焦虑抑郁状态，于 2007 年 8 月停用干扰素，此后监测 RNA 均为阴性。后患者间断复查腹部超声，结果提示肝弥漫性病变、脂肪肝，监测转氨酶间断轻度升高。2018 年 7 月患者复查腹部增强 CT：①肝硬化、再生结节形成可能、脾稍大，脂肪肝；②肝 S3 内缘一过性强化灶，建议随诊。半年前自觉双眼干涩不适，未治疗，现于我院肝病科住院治疗，并行眼科会诊治疗。

既往史：平素健康状况一般，焦虑状态 10 余年，目前规律口服盐酸舍曲林片（2 片，1 次 / 日），盐酸丁螺环酮片（1 片 /1 次，2 次 / 日）。梅毒病史 8 年余，既往曾使用青霉素治疗。血糖升高年余，近半年明确诊断 2 型糖尿病，并开始口服盐酸二甲双胍缓释片（1 片 /1 次，2 次 / 日），血糖控制情况不详。否认高血压、冠心病病史，否认其他传染病病史，否认食物、药物过敏史。1987 年行阑尾切除术，否认其他手术及外伤史。既往有输血史，具体情况不详。

个人史：生长于原籍，无疫区旅居史，否认吸烟史，否认饮酒史，已婚已育。

【体格检查】

全身情况：神志清楚，皮肤、黏膜无黄染，双肺呼吸音清，心律齐，腹部饱满，无压痛、反跳痛，肝脾肋下未触及，双下肢无水肿。

眼科检查：最佳矫正视力右眼 1.0，左眼 1.0。眼压右眼

13 mmHg，左眼 12 mmHg。双眼泪河浅，角膜清，KP（–），前房中深，前房闪辉（–），瞳孔圆，对光反应灵敏，晶状体清，眼底视乳头边界清，色红润，黄斑中心凹反光具体，视网膜血管走行未见异常，视网膜未见出血及渗出。

【辅助检查】

空腹血糖 13.19 mmol/L；肝功能 ALT 31.4 U/L，AST 24.6 U/L。磁共振头颅平扫：脑白质轻度脱髓鞘改变。

OSDI 评分 18.18。

非接触泪膜破裂时间：右眼 3.3 秒，左眼 5.6 秒。

Schirmer Ⅰ试验：右眼 7 mm/5 min，左眼 8 mm/5 min。

睑板腺分泌评分：右眼 7 分，左眼 6 分（图 19-1，图 19-2）。

角膜荧光素染色：双眼角膜未见明显着染。

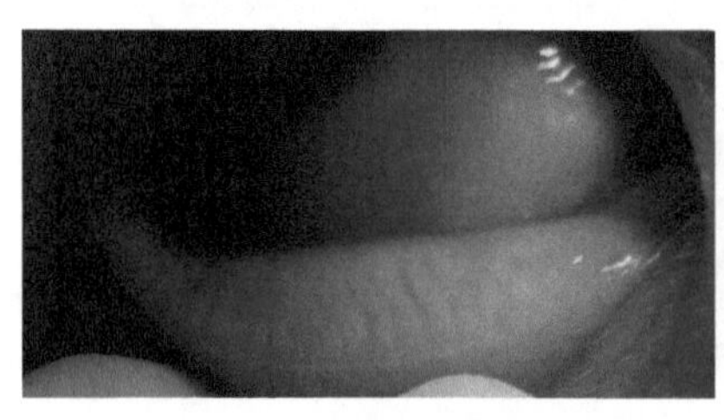
图 19-1 右眼下睑睑板腺

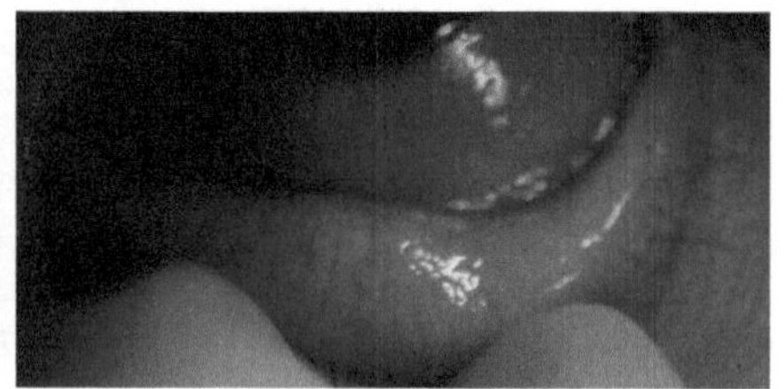
图 19-2 左眼下睑睑板腺

【诊断】

双眼干眼；双眼睑板腺功能障碍；肝炎肝硬化，活动性，代偿期，丙型；脾大；2 型糖尿病；焦虑状态；梅毒抗体阳性。

【治疗经过】

入院后于肝病科常规治疗：完善全身检查，保肝、监测血糖等对症支持治疗。

眼科治疗：①药物治疗，玻璃酸钠滴眼液点双眼，4～6 次 / 日，

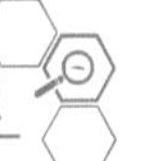

1 周复查，关注患者症状及体征变化。②物理治疗，睑板腺按摩 1 次 / 周，眼周热熏蒸治疗 2 次 / 周，清洁睑缘 2 次 / 周。③其他治疗，嘱患者科学用眼，缩短电子产品的使用时间，注意休息，保证充足的睡眠，适当户外活动。

2 周后复查，眼科检查示最佳矫正视力右眼 1.0，左眼 1.0；眼压右眼 13 mmHg，左眼 12 mmHg。双眼泪河浅，角膜清，KP（–），前房中深，前房闪辉（–），瞳孔圆，对光反应灵敏，晶状体清。辅助检查示非接触泪膜破裂时间右眼 6.4 秒，左眼 7.8 秒；Schirmer Ⅰ试验右眼 8 mm/5 min，左眼 8 mm/5 min；睑板腺分泌评分右眼 11 分，左眼 10 分；角膜荧光素染色双眼角膜未见明显着染。

治疗调整：来院眼周热熏蒸治疗 2 次 / 周，改为自行眼部温热敷 1 次 / 日，其余治疗不变。1 个月后门诊复查，不适随诊。

【随访】

半年后电话随访，患者眼部情况好，无不适。

病例分析

病例特点：患者为中老年男性，慢性起病。双眼干涩不适半年，发现抗 HCV 阳性 21 年。焦虑状态 10 余年，梅毒病史 8 年余，近半年明确诊断 2 型糖尿病，双眼泪河浅，角膜清，KP（–），前房中深。

诊断依据：①双眼干涩不适半年，发现抗 HCV 阳性 21 年。②焦虑状态 10 余年，梅毒病史 8 年余，近半年明确诊断 2 型糖尿病。③查体：腹部饱满，双眼泪河浅，角膜清，KP（–），前房中深。④辅助检查：空腹血糖 13.19 mmol/L；OSDI 评分 18.18；非

接触泪膜破裂时间右眼 3.3 秒，左眼 5.6 秒；Schirmer Ⅰ试验右眼 7 mm/5 min，左眼 8 mm/5 min；睑板腺分泌评分右眼 7 分，左眼 6 分；角膜荧光素染色双眼角膜未见明显着染。

干眼为多因素引起的慢性眼表疾病，是由泪液的质、量及动力学异常导致的泪膜不稳定或眼表微环境失衡，可伴有眼表炎性反应、组织损伤及神经异常，造成眼部多种不适症状和（或）视功能障碍。干眼按照泪液主要成分或者功能异常分类可分为水液缺乏型干眼、脂质异常型干眼、黏蛋白异常型干眼、泪液动力学异常型干眼、混合型干眼。

干眼的诊断标准：①患者主诉有眼部干涩感、异物感、烧灼感、疲劳感、不适感、眼红、视力波动等主观症状之一，中国干眼问卷量表≥ 7 分或 OSDI ≥ 13 分；同时患者荧光素染色泪膜破裂时间（fluorescein breakup time，FBUT）≤ 5 秒或 NIBUT ＜ 10 秒或 Schirmer Ⅰ试验≤ 5 mm/5 min，可诊断干眼。②患者有干眼相关症状，中国干眼问卷量表≥ 7 分或 OSDI ≥ 13 分；同时患者 FBUT ＞ 5 秒且≤ 10 秒或 NIBUT 为 10 ～ 12 秒，Schirmer Ⅰ试验＞ 5 mm/5 min 且≤ 10 mm/5 min，则须采用荧光素钠染色法检查角结膜，染色阳性（≥ 5 个点）可诊断干眼。

慢性丙型病毒性肝炎是全球范围尤其是我国的常见病，是严重威胁人民健康的公共卫生问题。丙型肝炎病毒感染与干眼相关，丙肝患者群体中干眼发病率高于正常人群，丙肝患者自身免疫抗体阳性率高，这与干眼的发生也有密切的关联。

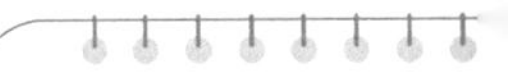

病例点评

现代生活方式的改变，尤其是电子产品的长时间连续应用，易引发干眼。干眼成为影响人们视觉功能和生活质量最常见的眼表疾病，引起了广泛的重视。丙型肝炎病毒具有嗜肝细胞和嗜淋巴细胞的特性，在引起肝脏损害的同时还可引起肝脏以外的多系统损害。其中，干眼是常见的肝外表现之一，可对患者的视功能及生活质量造成不良影响。关注丙肝患者群体的干眼发生和治疗，在临床上具有重要意义。

【参考文献】

1. 亚洲干眼协会中国分会，海峡两岸医药卫生交流协会眼科学专业委员会眼表与泪液病学组，中国医师协会眼科医师分会眼表与干眼学组．中国干眼专家共识：定义和分类（2020 年）．中华眼科杂志，2020，56（6）：418-422.
2. 亚洲干眼协会中国分会，海峡两岸医药卫生交流协会眼科学专业委员会眼表与泪液病学组，中国医师协会眼科医师分会眼表与干眼学组．中国干眼专家共识：检查和诊断（2020 年）．中华眼科杂志，2020，56（10）：741-747.
3. CACOUB P，RENOUS C，ROSENTHAL E，et al. Extrahepatic manifestations associated with hepatitis C virus infection：a prospective multicenter study of 321 patients. Medicine，2000，79（6）：47-56.

（王胜男　丁蕊　吴淑玲　张璐　整理）

病例 20 慢性乙型病毒性肝炎合并眼内炎

病历摘要

【基本信息】

患者，女性，50 岁。

主诉：发现 HBsAg（+）40 年，乏力、纳差、尿黄 1 个月，右眼视物模糊 1 天。

现病史：1 个月前患者无明显诱因乏力加重，伴食欲下降，恶心、呕吐，发现尿黄、眼黄，双下肢水肿，无腹胀、腹痛、发热。外院化验肝功能 ALT 412 U/L，AST 197 U/L，TBIL 250.2 μmol/L，DBIL 174.1 μmol/L，ALB 30.5 g/L，PTA 28%，HBsAg、HBeAb、HBcAb 阳性，HBV-DNA 载量 1.8×10^3 IU/mL，血常规正常，AFP 132.7 ng/mL，腹部 CT 示胆囊结石，慢性胆囊炎，胆囊窝积液，脂肪

肝。MRCP 示胆囊多发结石，胆囊炎，肝脏异常信号，考虑弥漫性肝病变，少量腹水，腹壁腰背部软组织水肿。予复方甘草酸苷、腺苷蛋氨酸、熊去氧胆酸等保肝治疗，补充人血清白蛋白及利尿治疗，2 周前开始予恩替卡韦抗病毒治疗，因黄疸不退 2 周前开始予地塞米松（10 mg/d 静脉注射）治疗，后改为甲泼尼龙（80 mg/d 静脉滴注）、苯巴比妥（30 mg/ 次，3 次 / 日口服）治疗。患者仍有乏力、纳差、恶心、呕吐，尿黄、尿量可，大便干燥，服用苯巴比妥后出现嗜睡。为求进一步治疗，于我院肝病中心就诊。入院 6 天后因右眼视物模糊，行眼科会诊。

既往史：否认心脏病、高血压、糖尿病等全身病史，否认药物过敏史，否认外伤、手术史，否认经常外出就餐，否认输血及血制品应用史，否认传染病患者密切接触史。

个人史：生长于原籍，无疫区旅居史，否认吸烟史，否认饮酒史，已婚已育。

【体格检查】

全身情况：皮肤黄染，有低热，体温最高达 38.0 ℃。神志清楚，皮肤、黏膜无黄染，双肺呼吸音清，心律齐，腹部饱满，无压痛、反跳痛，肝脾肋下未触及，双下肢无水肿。

眼科检查：最佳矫正视力右眼手动 / 眼前，左眼 1.0。眼压右眼 12 mmHg，左眼 13 mmHg。右眼混合充血，角膜清亮，可见灰白尘状 KP，巩膜黄染，前房闪辉（+），未见前房积脓，玻璃体腔内黄白泥沙样混浊，眼底窥不见（图 20-1）；左眼巩膜黄染，余前节未见明显异常，后极部视网膜可见 1 处细小分枝状黄白色病灶（图 20-2）。

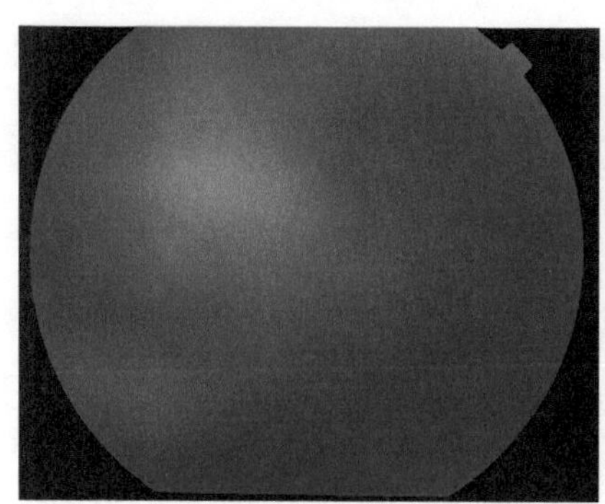
图 20-1 右眼治疗前眼底

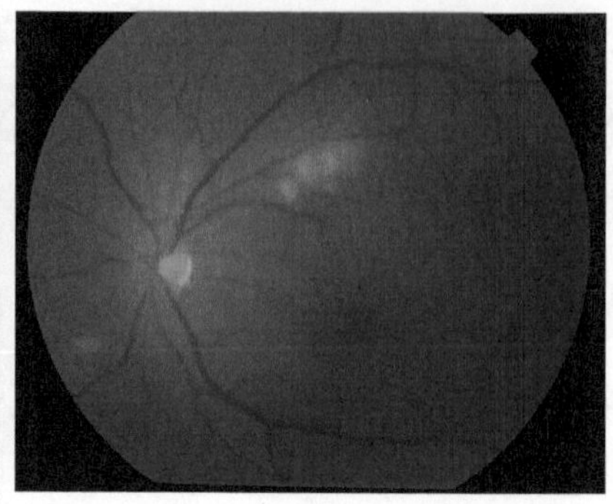
图 20-2 左眼治疗前眼底

【辅助检查】

全血细胞分析 WBC 17.48×10^9/L，NE% 86.81%。肝功能 ALT 129.9 U/L，AST 73.3 U/L，TBIL 204.3 μmol/L，DBIL 154.9 μmol/L，ALB 30.4 g/L。尿常规 BLD（+）10 个 /μL，BIL（++）35 μmol/L，URO（+++）140 μmol/L，WBC（+）25 个 /μL。真菌 D- 葡聚糖检测＜10 pg/mL。Torch 试验均阴性。

腹部超声：肝弥漫性病变，腹水，胆囊壁毛糙，胆囊息肉样病变，胆囊多发结石，胆汁淤积。腹部增强 CT：肝右叶点状钙化灶。胆囊壁可疑小结节，息肉？建议超声检查。左肾小囊肿。腹腔少量积液。

尿培养：大肠埃希菌，仅对哌拉西林钠他唑巴坦钠、头孢哌酮 / 舒巴坦、碳青霉烯类药物敏感。

眼内液检测：烟曲霉菌阳性。

【诊断】

右眼内源性眼内炎（烟曲霉菌）；左眼视网膜炎；病毒性肝炎乙型慢性；慢加亚急性肝衰竭；腹水；低蛋白血症；胆汁淤积性肝病；深部曲霉菌感染；尿路感染。

【治疗经过】

入院后肝病科常规治疗：行保肝、退黄、恩替卡韦抗病毒及补蛋白、输血浆等对症支持治疗。

眼科治疗：急诊行玻璃体腔穿刺抽液见玻璃体液化，抽取黄色液化玻璃体液 0.3 mL 送检，经 PCR 检测，病原菌为烟曲霉菌。诊断右眼内源性真菌性眼内炎，予局部抗真菌治疗（玻璃体腔注射两性霉素 B，氟康唑滴眼液点眼）。

1 周后体温降至正常，左眼视网膜病灶较前略有缩小，但右眼部症状无明显缓解。遂行右眼玻璃体切割、视网膜光凝、眼内注药术。术中切除液化混浊玻璃体后见黄斑部黄白色病灶伴出血，直径约 3 PD，表面可见灰白增殖膜，视乳头下方可见大片脉络膜病灶，光凝视网膜变薄处后，玻璃体腔注入伏立康唑 100 μg。

全身治疗：予比阿培南抗感染，伏立康唑抗曲霉菌，定期复查肝功能、凝血功能，观察皮疹变化。

术后 1 天，最佳矫正视力右眼手动 / 眼前、左眼 1.0，右眼前房及玻璃体腔炎症反应较前减轻。

术后 2 周，患者自觉右眼视物较前明亮，查体右眼视力较前无明显改善，右眼前房及玻璃体腔炎症反应较前明显减轻（图 20-3）；左眼后极部视网膜病灶较前明显缩小（图 20-4）。

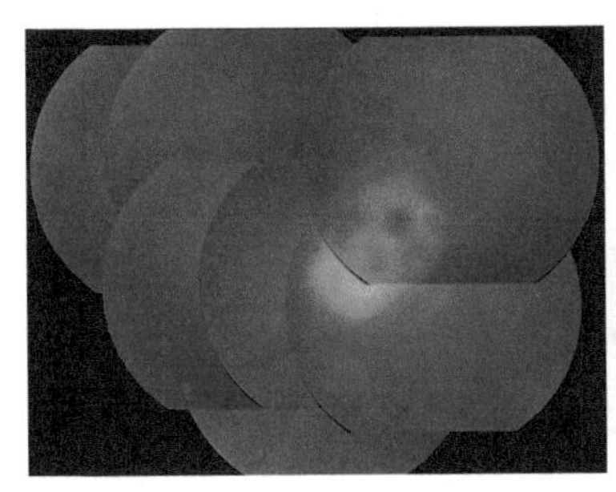

图 20-3 右眼术后 2 周眼底

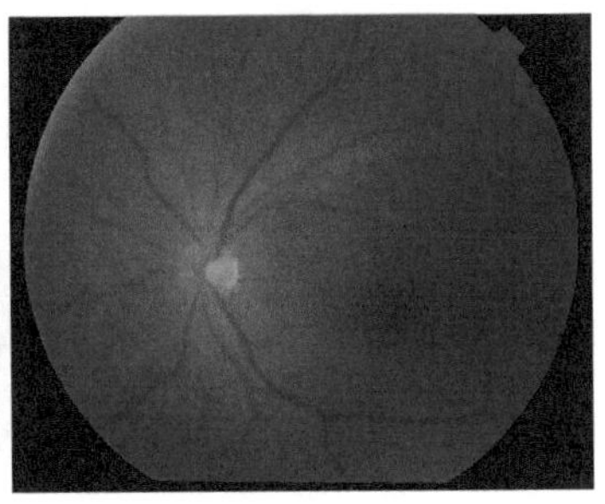

图 20-4 左眼术后 2 周眼底

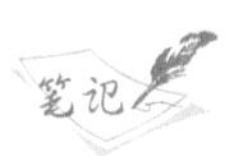

术后2个月，最佳矫正视力右眼指数/10 cm，左眼1.0。右眼玻璃体腔清，视网膜平伏，未见复发病灶；左眼视网膜病灶消失。

【随访】

5个月后电话随访，患者眼部病情稳定，无变化。

病例分析

病例特点：患者为中年女性，急性起病。发现HBsAg（+）40年，乏力、纳差、尿黄1个月，右眼视物模糊1天。皮肤黄染，有低热，体温最高达38.0 ℃。最佳矫正视力右眼手动/眼前，左眼1.0。右眼混合充血，角膜清亮，可见灰白尘状KP，巩膜黄染，前房闪辉（+），玻璃体腔内黄白泥沙样混浊，眼底窥不见；左眼巩膜黄染，后极部视网膜可见1处细小分枝状黄白色病灶。

诊断依据：①乙肝病史40年，乏力、纳差、尿黄1个月，右眼视物模糊1天。②查体：皮肤黄染，有低热，体温最高达38.0 ℃。最佳矫正视力右眼手动/眼前，左眼1.0。右眼混合充血，角膜清亮，可见灰白尘状KP，巩膜黄染，前房闪辉（+），玻璃体腔内黄白泥沙样混浊，眼底窥不见；左眼巩膜黄染，后极部视网膜可见1处细小分枝状黄白色病灶。③辅助检查：全血细胞分析WBC 17.48×10^9/L，NE% 86.81%。肝功能ALT 129.9 U/L，AST 73.3 U/L，TBIL 204.3 μmol/L，DBIL 154.9 μmol/L，ALB 30.4 g/L。尿常规BLD（+）10个/μL，BIL（++）35 μmol/L，URO（+++）140 μmol/L，WBC（+）25个/μL。尿培养示大肠埃希菌，仅对哌拉西林钠他唑巴坦钠、头孢哌酮/舒巴坦、碳青霉烯类药物敏感。眼内液检测示烟曲霉菌阳性。

感染性眼内炎是由多种病原微生物引起的，可累及眼内多种组

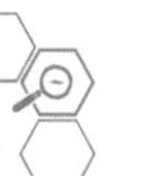

织，发展迅速，是危害极大的一类疾病，包括外源性和内源性眼内炎。内源性眼内炎又称转移性眼内炎，是指眼外感染的病原菌通过血行播散而引起的眼内感染，病情严重、具有潜在致盲性。但其发病率相对较低，仅占眼内炎的 2% ～ 8%。在内源性眼内炎中，内源性真菌性眼内炎是一种发病率相对较低但对视功能危害极大的感染性眼病。文献报道，近年来真菌性眼内炎有逐年增多的趋势，50% 以上内源性眼内炎是由真菌引起。

内源性真菌性眼内炎与慢性细菌性眼内炎有相似的临床表现。其潜伏期长，症状轻，进展慢，主要表现为持续数天的渐进性视力下降，轻至中度刺激症状，眼后段常表现为中到重度的玻璃体棉絮状团块、淡黄色渗出性累及血管的视网膜病变，伴有视网膜前和视网膜内出血，血管闭锁视网膜缺血，也有关于假前房积脓、渗出、视网膜脱落的报道，常常诊断困难或诊断延迟。内源性真菌性眼内炎诊断主要依据易感因素、临床表现、实验室检查结果。但由于内源性眼内炎发病率较低、早期临床表现特异性不强、多数患者因全身情况影响使初诊延迟及临床医生认识不足等，致该病早期明确诊断较困难。并且慢性乙型肝炎肝衰竭并发内源性真菌性眼内炎临床较少见，该病对患者视力具有严重危害，对于临床怀疑病例，可考虑及早行眼内液检测以进行手术治疗，对预后具有积极意义，以尽可能保留患者的视功能。

内源性眼内炎的原发病灶最常见于心内膜炎和胃肠道感染，也见于蜂窝织炎、脑膜炎及尿路、肝、胆道系统感染和肺炎等。本例患者具有尿路感染、胆道系统感染，但尿培养结果提示为大肠埃希菌，血液细菌培养及真菌培养结果均为阴性，既往亦无足癣、体癣及其他明确的真菌感染灶，因而原发感染灶尚不明确。

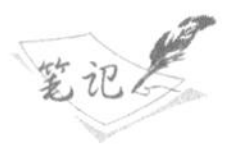

病例点评

眼内炎为眼科的急危重症，不只威胁患者视力，严重者甚至需要摘除眼球。内源性眼内炎好发于免疫力低下的患者。该病例是慢性乙型病毒性肝炎患者并发的内源性真菌性眼内炎。玻璃体腔穿刺注药、眼内液检测、明确诊断后在保守治疗效果不佳的情况下及时行玻璃体切割手术，全身抗真菌治疗以有效控制病变，保留了患者的视功能。

【参考文献】

1. RAMCHANDRAN R S，DILORETO D A J R，CHUNG M M，et al. Infectious endophthalmitis in adult eyes receiving boston type Ⅰ keratoprosthesis. Ophthalmology，2012，119（4）：674-681.
2. 赵琦，彭晓燕，王红，等 . 内源性真菌性眼内炎的临床特征和疗效分析 . 眼科，2010，19（1）：54.

（王胜男　李炜　王笑梅　整理）

病例 21
乙肝肝硬化上消化道出血继发前部缺血性视神经病变

病历摘要

【基本信息】

患者，男性，73 岁。

主诉：间断呕血、黑便 10 年，右眼前黑影遮挡 2 天。

现病史：10 年间因乙肝、肝硬化、肝癌、食管 – 胃底静脉曲张，反复因黑便、呕血入院，6 小时前患者无明显诱因再次出现黑便，具体量不详，不伴呕血，无畏寒寒战、头晕头痛、恶心呕吐等不适。患者入院后给予电子胃镜检查示食管 – 胃底静脉曲张轻度，行内镜下止血处置术，并给予对症治疗。患者一般情况稳定后，2 天前主诉右眼前黑影遮挡，无眼前黑影飘动，不伴眼红、眼痛。

既往史：38 年前发现 HBsAg（+），29 年前确诊肝硬化，5 年前

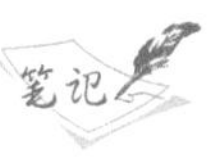

确诊肝癌，行肝动脉插管化疗栓塞术 + 脾栓塞术，后因肿瘤进展多次行肝动脉插管化疗栓塞术。4 年前再次行肝动脉插管化疗栓塞术，后规律复查，肝癌控制稳定；肝功能基本正常。高血压 10 年。

【体格检查】

全身情况：体温 36.2 ℃，脉搏 72 次 / 分，呼吸 17 次 / 分，血压 110/60 mmHg，患者神志清楚，精神尚可，乏力，乘轮椅，双侧巩膜无黄染，球结膜无充血、水肿，睑结膜轻度苍白，双肺叩诊呈清音，双肺呼吸音清，未闻及干、湿啰音及胸膜摩擦音。腹部饱满，全腹无压痛及反跳痛，移动性浊音阳性，肝区叩击痛阴性，踝阵挛阴性，扑翼样震颤阴性。

眼科检查：视力右眼 0.6，左眼 0.4。眼压右眼 12 mmHg，左眼 13 mmHg。双眼角膜清，KP（–），前房浅，Tyn（–），瞳孔圆，对光反应灵敏，晶状体混浊。眼底可见右眼颞上视乳头充血水肿，视乳头周围线状出血（图 21-1），左眼视乳头界清色可，黄斑中心凹反光存在，血管走行未见明显异常（图 21-2）。

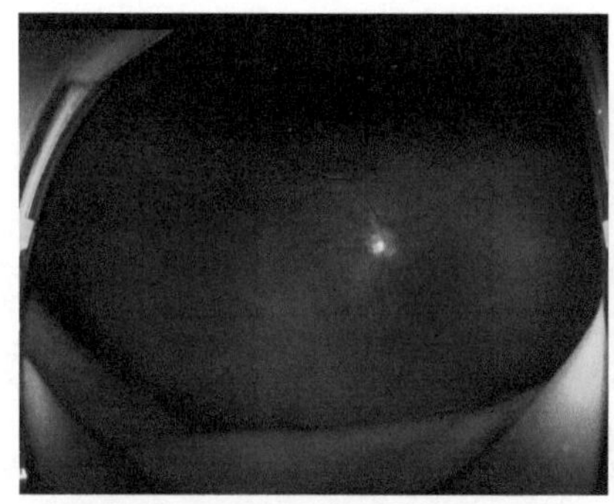

图 21-1 右眼治疗前眼底

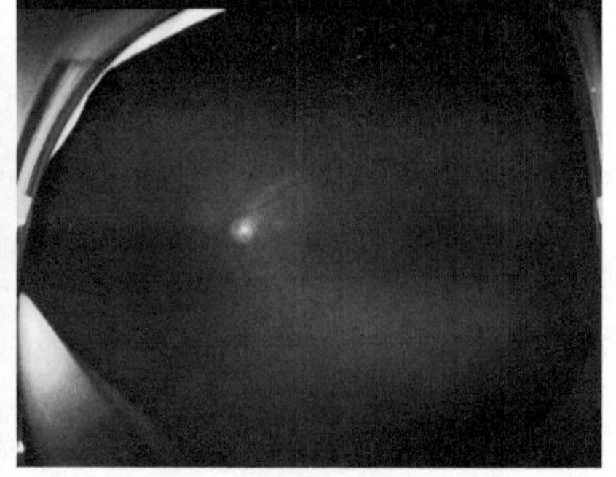

图 21-2 左眼治疗前眼底

【辅助检查】

OCT：右眼鼻上神经纤维层水肿增厚（图 21-3）。左眼视乳头未见明显异常（图 21-4）。

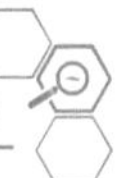

视野：右眼视野可见与生理盲点相连的视野缺损；左眼视野未见异常。

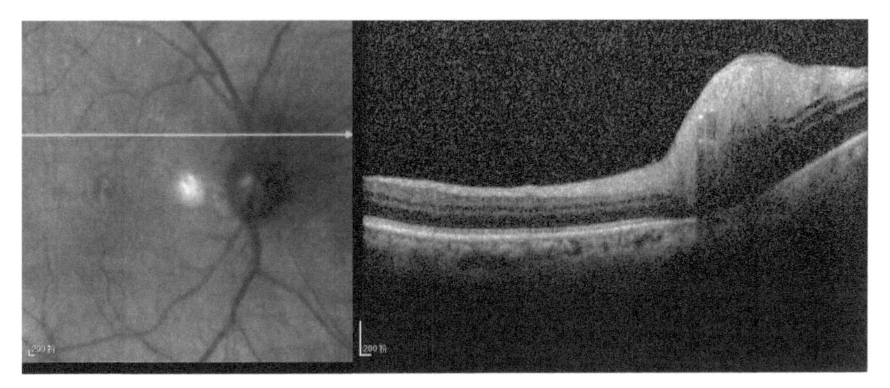

图 21-3 右眼视乳头 OCT

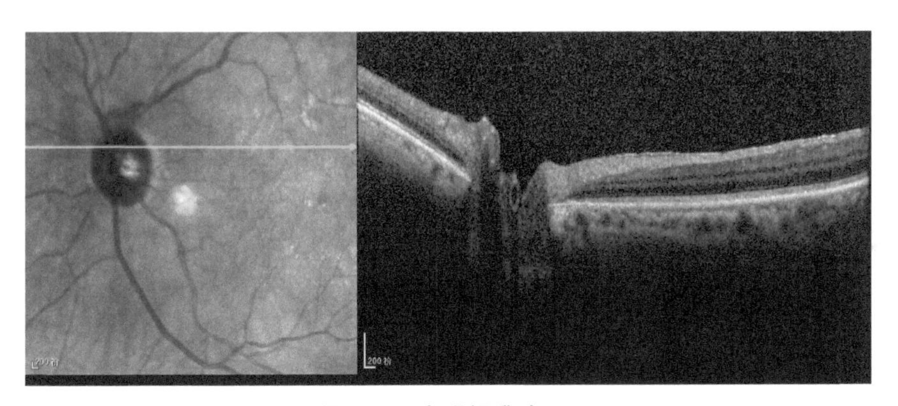

图 21-4 左眼视乳头 OCT

【诊断】

右眼前部缺血性视神经病变；食管－胃底静脉曲张破裂出血；原发性肝癌，肝癌介入术后；肝炎肝硬化，活动性，失代偿期，乙型；腹水；高血压 2 级高危组；重度贫血。

【治疗经过】

考虑患者右眼前部缺血性视神经病变与上消化道出血导致视神经血管低灌注有关，首先应治疗原发病，恢复灌注，控制血压，并给予营养神经治疗，避免再次出血导致缺血。

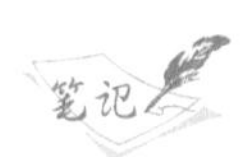

病例分析

病例特点：患者为老年男性，急性起病，既往有肝硬化及反复食管－胃底静脉曲张破裂出血病史，主要表现为眼前黑影遮挡。

诊断依据：患者有急性失血病史，右眼黑影遮挡，查体可见右眼视乳头颞上充血水肿，视乳头周围可见线状出血，右眼与生理盲点相连，生理盲点下方可见视野缺损。故可诊断右眼前部缺血性视神经病变。

非动脉炎性前部缺血性视神经病变（non-arteritic anterior ischemic optic neuropathy，NAION）是视乳头的一种特发性缺血性损害，特点是急性、单眼、无痛性视力下降伴有视盘水肿，是年龄较大人群中视神经病变最常见的一种类型。男女的发病率大致相同。

通常认为 NAION 是由视乳头供血不足引起的。尽管这些患者普遍存在动脉粥样硬化的危险因素，尚未确定涉及视神经血液循环的基础血管病变。另一种可能的机制或促发机制是影响视乳头的腔隙综合征。

前部缺血性视神经病变的高危因素包括动脉粥样硬化、夜间低血压、睡眠呼吸暂停综合征及围手术期等。围手术期前部缺血性视神经病变的高危因素包括严重的长时间动脉低血压、血液稀释、应用血管收缩机、贫血、大量失血等。

前部缺血性视神经病变的临床表现主要为数小时至数日内无痛性单眼视力下降，或水平型视野缺损或暗点、相对性瞳孔传入障碍、视乳头不均匀的水肿、常伴有视乳头周围线状浅层出血。视盘水肿通常 2 ～ 3 个月消退，之后出现视乳头苍白。

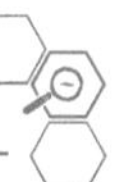

NAION 必须与其他疾病相鉴别，如特发性视神经病变、脱髓鞘性视神经病变、其他炎症性视神经病变、压迫性视神经病变和浸润性视神经病变。这些疾病大多数都可以根据病史和检眼镜下视乳头外观与 NAION 相鉴别。

目前，尚无经证明可减轻 NAION 患者的视功能受损程度的治疗方法。在重度全身性低血压情况下，及时纠正低血压对于 NAION 患者有一定益处。在 NAION 患者中，尽管尚未表明阿司匹林和血管危险因素管理可改善视功能结局或减少复发，但基于合并的危险因素与血管疾病，大多数患者可采用这些干预措施来降低脑卒中和心血管事件的风险。

病例点评

本例病例为乙肝、肝硬化、食管 – 胃底静脉曲张破裂出血导致前部视神经低灌注，进而出现 NAION。急性失血时 NAION 出现的视力丧失通常累及双眼，但可能不对称，甚至是严格的单侧受累。对于高血压、急性失血风险、贫血的患者，要警惕 NAION。

【参考文献】

1. RAIZADA K，MARGOLIN E. Non-arteritic anterior ischemic optic neuropathy. 2022.
2. BERRY S，LIN W V，SADAKA A，et al. Nonarteritic anterior ischemic optic neuropathy：cause，effect，and management. Eye brain，2017，9：23-28.

（刘夕瑶　刘龙　王晓静　整理）

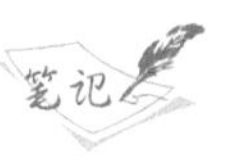

病例 22
干扰素相关视网膜病变

病历摘要

【基本信息】

患者，女性，45 岁。

主诉：干扰素治疗前后常规眼科检查。

现病史：因丙肝干扰素治疗前常规眼部体检就诊于我科，行双眼检查未见明显异常，予以聚乙二醇干扰素 α2a 治疗，治疗 3 个月后再次眼科会诊，检查眼底，无视物模糊，无眼前黑影，行眼科检查后发现双眼颞下方血管弓旁各可见一处棉绒斑，未予特殊治疗，嘱其继续干扰素治疗，不适随诊。

既往史：6 个月前发现 HCV 阳性，查 HCV-RNA 载量阳性（具体数值不详），予以聚乙二醇干扰素 α2a（180 μg，1 次 / 周）联合利巴韦林抗病毒治疗，否认高血压、糖尿病病史。

【体格检查】

全身情况：体温 36.8 ℃，脉搏 85 次 / 分，呼吸 20 次 / 分，血压 90/60 mmHg，神志清楚，正常面容，皮肤弹性正常，肝掌阴性，蜘蛛痣阴性，口唇无发绀，双肺呼吸音清，心律齐，各瓣膜听诊区未闻及病理性杂音，腹部平坦，无压痛、反跳痛，移动性浊音阴性，四肢肌力正常，双下肢无水肿。

眼部检查：干扰素治疗前，双眼视力 1.0；眼压右眼 12 mmHg，左眼 13 mmHg；双眼前节未见异常，眼底双眼视乳头边界清，C/D=0.3，视网膜血管走行正常，A/V=2/3，黄斑中心凹反光存在，视网膜未见出血、渗出（图 22-1，图 22-2）。

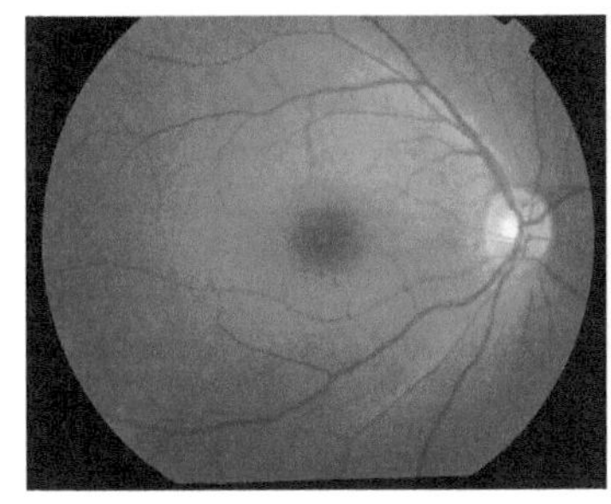

图 22-1 右眼治疗前眼底

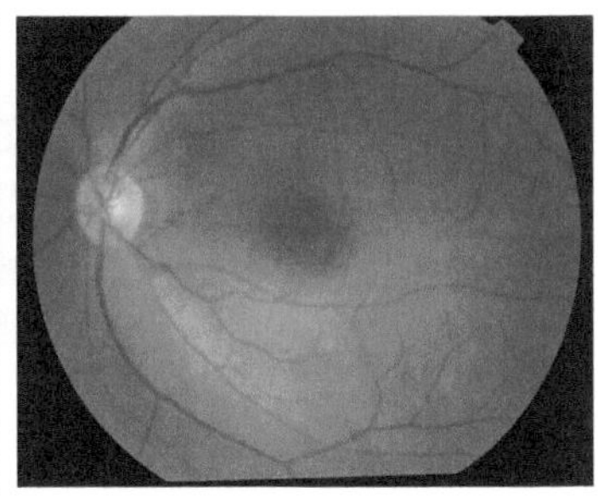

图 22-2 左眼治疗前眼底

干扰素治疗 3 个月后再次复查眼底：双眼视力 1.0，双眼前节未见异常，眼底双眼颞下方血管弓旁各可见一处棉绒斑，其余同前（图 22-3，图 22-4）。

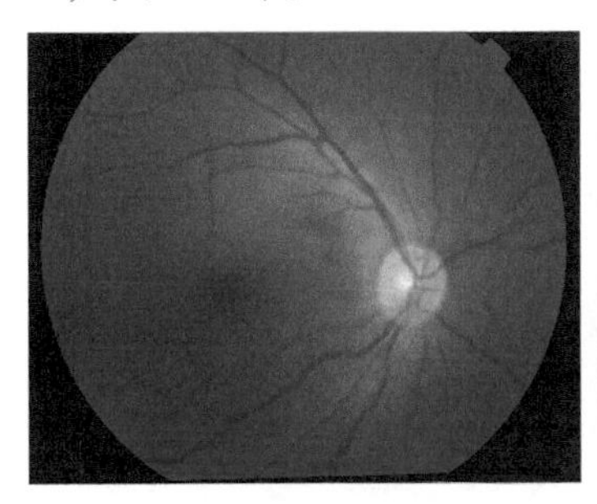

图 22-3 右眼治疗 3 个月后眼底

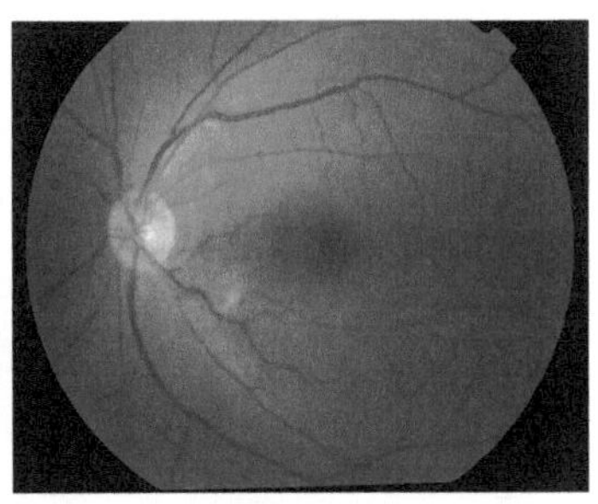

图 22-4 左眼治疗 3 个月后眼底

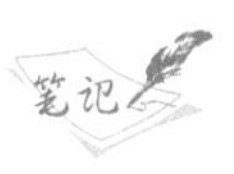

【辅助检查】

干扰素治疗前：HCV 抗体阳性。丙肝病毒定量 8.83×10^5 copies/μL。血常规 WBC 4.66×10^9/L，HGB 146.1 g/L，PLT 113.3×10^9/L。肝功能 AST 62.4 U/L，ALT 89.2 U/L，空腹血糖 5.14 mmol/L。自身免疫肝病抗体均为阴性。乙肝表面抗原、HIV 抗体、梅毒均为阴性。

干扰素治疗 3 个月后复诊：血常规 WBC 2.29×10^9/L，HGB 121.4 g/L，PLT 69.2×10^9/L。肝功能 AST 61.1 U/L，ALT 79.6 U/L，空腹血糖 5.49 mmol/L。

【诊断】

双眼干扰素相关视网膜病变；病毒性肝炎慢性活动性丙型。

【治疗经过】

发现干扰素相关视网膜病变后，未予眼部特殊治疗，继续予以聚乙二醇干扰素 α 2a（180 μg，1 次 / 周）联合利巴韦林抗病毒治疗，并嘱患者定期复诊。

【随访】

干扰素治疗 6 个月后于眼科会诊查体：双眼视力 1.0，双眼前节未见异常，眼底左眼棉绒斑较前消退，右眼视乳头旁出现新发棉绒斑（图 22-5，图 22-6）。辅助检查：血常规 WBC 3.06×10^9/L，HGB 134.9 g/L，PLT 79.5×10^9/L，肝功能 AST 60.0 U/L，ALT 50.1 U/L，空腹血糖 5.45 mmol/L。

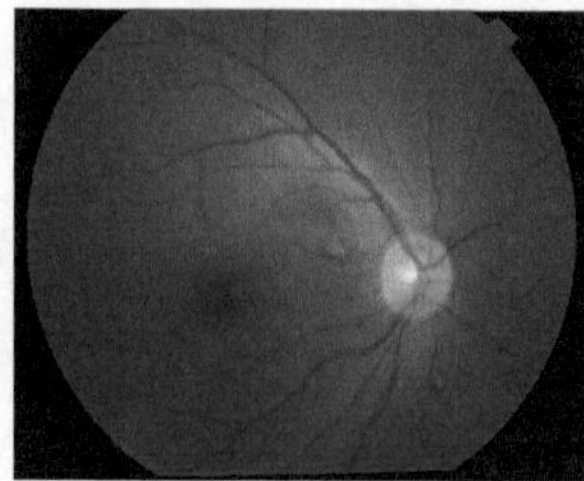
图 22-5　右眼治疗 6 个月后眼底

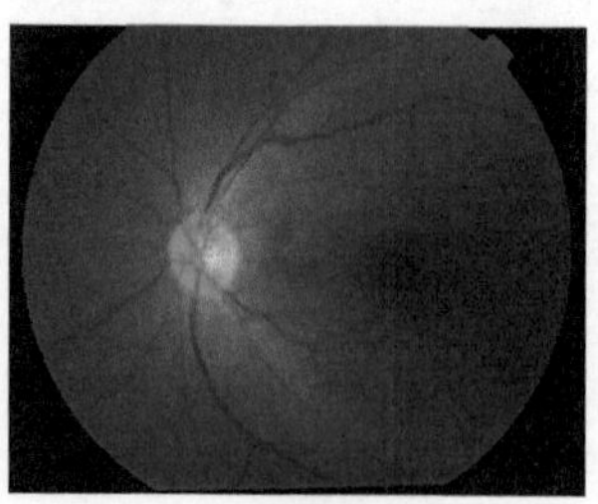
图 22-6　左眼治疗 6 个月后眼底

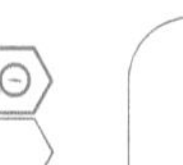

病例分析

病例特点：患者为中年女性，HCV 阳性病史明确，无高血压、糖尿病、HIV 等疾病，行 HCV 治疗，治疗前、治疗后 3 个月及 6 个月分别行眼底检查，发现治疗前眼底未见明显异常，治疗后 3 个月双眼视网膜出现棉绒斑，治疗 6 个月后棉绒斑部分消退。

诊断依据有以下几点。①病毒性肝炎慢性活动性丙型：患者于 6 个月前发现HCV阳性，干扰素治疗前HCV抗体阳性，丙肝病毒定量 8.83×10^5 copies/μL，且肝功能升高（AST 62.4 U/L，ALT 89.2 U/L），故诊断明确。②双眼干扰素相关视网膜病变：患者干扰素治疗前眼底未见明显异常，干扰素治疗后双眼出现棉绒斑，患者已排除高血压、糖尿病、HIV 等疾病，故诊断明确。

眼底引起棉绒斑的疾病鉴别诊断如下。①高血压性视网膜病变：多发生于血压过高或控制不稳的高血压患者，多为双眼发病，动脉变细，反光增强，有视网膜浅层出血，严重者甚至出现视网膜黄斑区渗出、水肿，静脉阻塞而影响视力。本患者无高血压病史，无视网膜动脉硬化表现，故可排除。②糖尿病性视网膜病变：有糖尿病病史，眼底除棉绒斑外常伴有视网膜微血管瘤、硬性渗出，发展至增殖期的患者还可出现视网膜新生血管、纤维渗出膜、玻璃体积血甚至视网膜脱离。患者无糖尿病史，且眼底无上述表现，故可排除。③ HIV 视网膜微血管病变：HIV 阳性病史，眼底表现和干扰素相关视网膜病变无明显特异性。患者辅助检查 HIV 抗体阴性可排除该疾病。

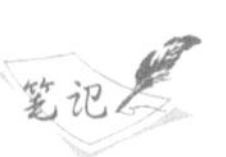

病例点评

丙肝是全世界范围内常见的肝病，干扰素或其联合利巴韦林治疗是丙肝较为常见的治疗方案，干扰素具有抑制病毒复制、免疫调节及抗肿瘤等多种效应。干扰素相关视网膜病变最早由 Ikebe 等人在 1990 年报道，但至今仍无明确的发病机制。除此之外，还有研究发现干扰素可引起黄斑囊样水肿、缺血性视神经病变、视网膜分支静脉阻塞、新生血管性青光眼等不良反应，但最常见的为视网膜病变。干扰素使用 2 周后即可出现视网膜病变，病变多在 2 个月内出现，棉绒斑是最为常见的表现，其次为视网膜出血，位于后极部视乳头周围，这些病灶不对称，通常无须特殊治疗，在随访过程中，大部分患者病灶可逐渐减少或此消彼长。

本病例提示我们，对于使用干扰素的患者，除了关注体温、血象、全身各种不适等症状外，眼部的一些不良反应也应该引起足够的重视。治疗前、治疗中及治疗后的常规检查十分必要。

【参考文献】

1. RENTIYA Z S，WELLS M，BAE J，et al. Interferon-alpha-induced retinopathy in chronic hepatitis C treatment：summary，considerations，and recommendations. Graefes Arch Clin Exp Ophthalmol，2019，257（3）：447-452.
2. ANDREOLI M T，LIM J I. Cotton-wool spots and retinal hemorrhages. Interferon-associated retinopathy. JAMA Ophthalmol，2014，132（4）：503-504.

（毛菲菲　李斌　整理）

病例 23 乙胺丁醇相关视神经病变

病历摘要

【基本信息】

患者，女性，31 岁。

主诉：双眼渐进性视物模糊伴色觉异常 2 周。

现病史：2 周前患者无明显诱因自觉双眼视物模糊，伴红绿色觉异常，无咳嗽咳痰，无鼻塞流涕，无眼球转动疼痛，未就诊。自觉双眼逐渐视力下降，遂就诊于眼科。

既往史：15 个月前确诊为肺结核，给予异烟肼、乙胺丁醇、利福平及吡嗪酰胺口服，乙胺丁醇口服量为 15 mg/kg；2 个月前，因肺部病情加重，故将乙胺丁醇改为 30 mg/kg。否认高血压、糖尿病、冠心病病史。

【体格检查】

全身情况：生命体征平稳，神志清楚，正常面容。

眼科检查：双眼视力 0.04，眼压右眼 16 mmHg，左眼 14 mmHg，双眼角膜清，前房深，瞳孔圆，双眼瞳孔对光反应迟钝，晶状体清，眼底双眼视乳头边界清，C/D=0.3，视网膜血管走行正常，A/V=2/3，黄斑中心凹反光存在，视网膜未见出血、渗出（图 23-1，图 23-2）。

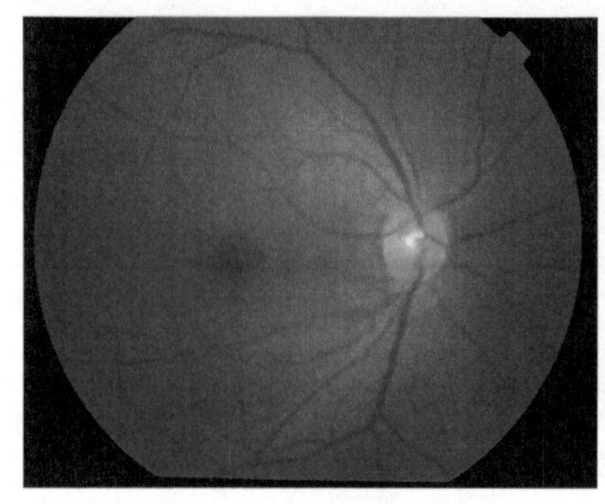

图 23-1　右眼治疗前眼底

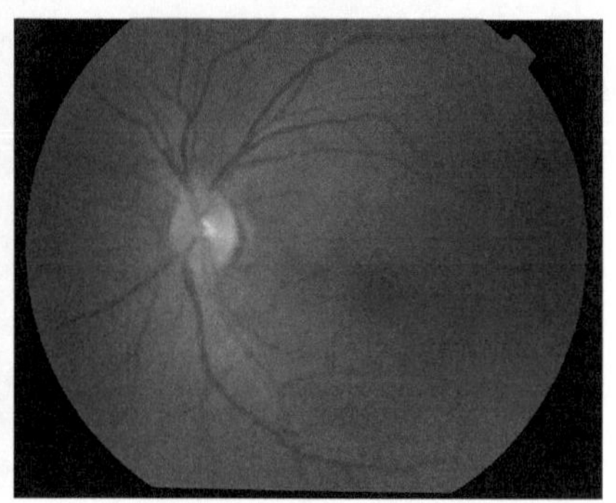

图 23-2　左眼治疗前眼底

【辅助检查】

视野：双眼中心暗点。

视觉诱发电位（visual evoked potential，VEP）：双眼 P100 潜伏期延长（双侧均为 135 ms），双侧视觉传导通路障碍（图 23-3）。

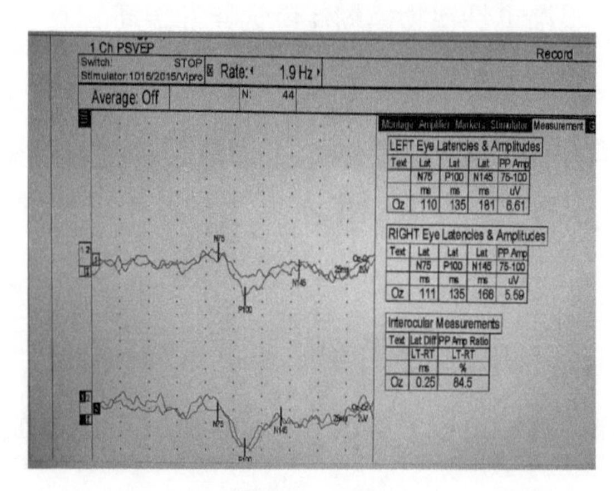

图 23-3　VEP

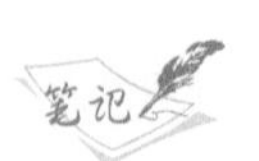

【诊断】

双眼乙胺丁醇相关病变；肺结核。

【治疗经过】

嘱患者于呼吸科就诊，若全身情况许可则立即停用乙胺丁醇口服治疗，并嘱患者定期复查。

【随访】

患者未能复诊，电话随访诉 2 天后停用乙胺丁醇，停用药物后 1 个月，视力较前有所好转。

病例分析

病例特点：患者为青年女性，隐匿起病，有肺结核阳性病史，抗结核治疗 15 个月，乙胺丁醇加量 2 个月后出现双眼无痛性视力下降。眼底检查未见明显异常，视野表现为中心暗点，VEP 表现为潜伏期的延长。

诊断依据有以下几点。①肺结核：患者 15 个月前诊断为肺结核，并行抗结核治疗，结合其症状和肺部影像学检查，诊断明确。②双眼乙胺丁醇相关视神经病变：患者有明确乙胺丁醇药物服用史，并于 2 个月前加量治疗，双眼表现为无痛性视力下降，眼底检查未见异常，视野表现为中心暗点，VEP 表现为潜伏期的延长，诊断明确。

乙胺丁醇是一种治疗结核的常用抗菌药，通常与异烟肼、利福平及吡嗪酰胺联合使用抗结核。目前已有大量文献报道了乙胺丁醇中毒性视神经病变（ethambutol-induced optic neuropathy，EON）。研究发现 EON 发病率为 1% ～ 2%，WHO 推荐乙胺丁醇抗结核初始剂量为 15 mg/kg，根据病情可加量。随着乙胺丁醇用量增加，EON 发

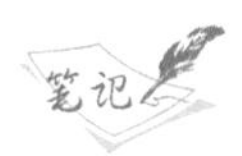

病率逐渐增加。EON 典型表现为亚急性双侧无痛性中心视力下降，可发生于治疗后 1 ～ 36 个月。同时还可伴有色觉异常，尤其是红绿色觉异常。其视野改变通常为中心暗点，以及部分出现双眼颞侧视野缺损。VEP 可表现为 P100 潜伏期的延长。在一项纳入 857 位患者的研究中发现，65.4% 诊断为 EON 的患者出现了 P100 潜伏期的延长，平均为 127.7 ms。除此之外，OCT 也是诊断 EON 的重要手段之一。OCT 可表现为视乳头旁 RNFLD 的异常，黄斑区 RNFLD 的变薄和（或）GCIPL 的变薄。以上这些改变也说明 EON 的损害部位可能为黄斑区神经纤维层、视网膜节细胞层及视交叉处。EON 无有效的治疗方法，尽早发现，及时停药，便能提高预后，因此对于使用乙胺丁醇治疗的患者，基线的眼科检查，定期的眼科随访是十分必要的。

病例点评

本病例患者有明确肺结核服用乙胺丁醇史，且近 2 个月乙胺丁醇加量后出现明显视力下降，双眼无痛性视力下降，视野及 VEP 表现也比较典型，停药后有视力好转表现，诊断基本明确，但仍需要与异烟肼相关视神经病变、球后视神经病变及视路传导障碍等相鉴别。遗憾之处在于患者就诊时未能行 OCT 检查，停药后因视力好转，患者依从性较差，未能就诊。抗结核药物最常发生的不良反应是肝功能损伤，但是眼部的一些不良反应也应该引起关注。

【参考文献】

1. CHAI S J，FOROOZAN R. Decreased retinal nerve fibre layer thickness detected by optical coherence tomography in patients with ethambutol-induced optic neuropathy.

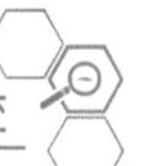

Br J Ophthalmol，2007，91（7）：895-897.

2. CHAMBERLAIN P D，SADAKA A，BERRY S，et al. Ethambutol optic neuropathy. Curr Opin Ophthalmol，2017，28（6）：545-551.

3. SHENG W Y，SU L Y，GE W，et al. Analysis of structural injury patterns in peripapillary retinal nerve fibre layer and retinal ganglion cell layer in ethambutol-induced optic neuropathy. BMC Ophthalmol，2021，21（1）：132.

（毛菲菲　谭焦奇　整理）

笔记

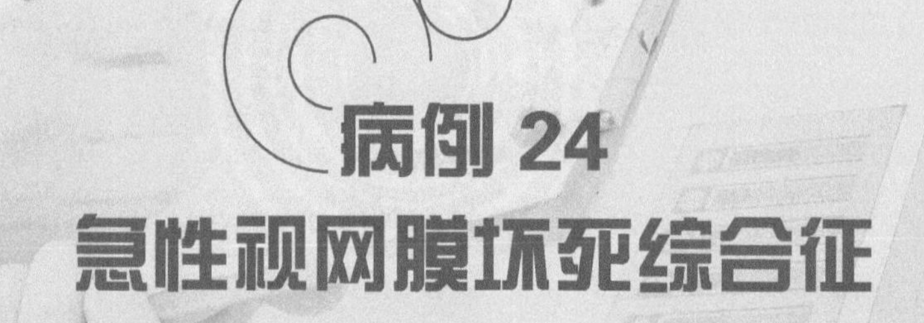

病例 24 急性视网膜坏死综合征

病历摘要

【基本信息】

患者，男性，53 岁。

主诉：右眼畏光、疼痛、视力下降达 10 天。

现病史：患者 10 天前无明显诱因出现右眼畏光、眼痛伴视力下降，当时未予治疗，未伴发热、意识不清、行动不便、恶心呕吐等不适。因个人原因未及时就诊，视力下降严重，遂来我院就诊。

既往史：发现 HIV 抗体（+）1 年，$CD4^{+}T$ 淋巴细胞 100 个 /μL，HAART 1 年。

个人史：无传染病疫区生活史，否认吸烟、饮酒史，已婚，子女体健。

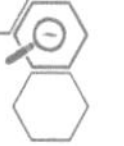

【体格检查】

全身情况：体温 36.5 ℃，血压 120/80 mmHg，心率 78 次 / 分，呼吸 19 次 / 分。神志清楚，精神可，皮肤、巩膜无黄染，双肺呼吸音清，未闻及干、湿啰音，心律齐，未闻及杂音，腹软，无压痛及反跳痛。

眼科检查：视力右眼无光感，左眼 0.1。双眼结膜无明显充血，双眼角膜透明，未见 KP，右眼 Tyn（++），瞳孔药物性散大，双眼晶状体无明显混浊，双眼玻璃体混浊，眼底右眼视乳头边界模糊突出。视网膜血管变细，伴白线，视网膜水肿，可见大量出血及黄白色渗出。左眼视乳头无明显水肿，赤道部至周边视网膜可见大量点片状坏死灶，血管变细，尚未波及黄斑（图 24-1，图 24-2）。

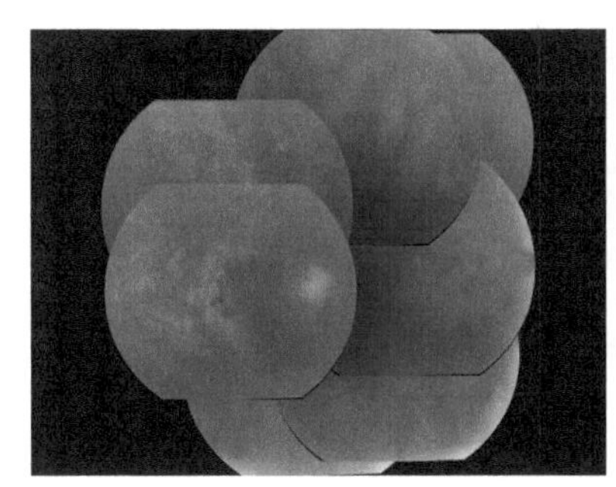

图 24-1　右眼治疗前眼底

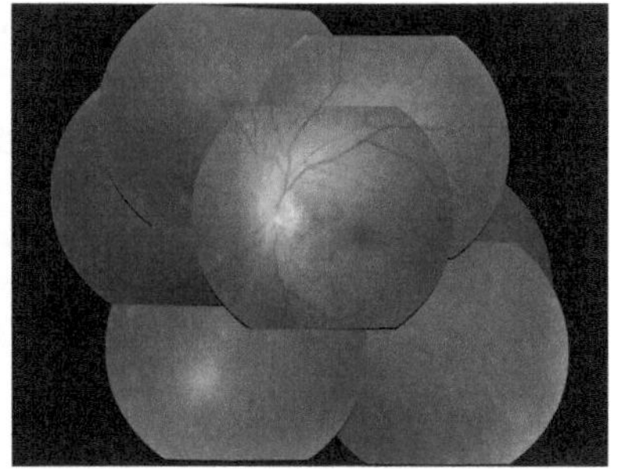

图 24-2　左眼治疗前眼底

【辅助检查】

化验：快速血浆反应素试验、梅毒螺旋体试验、C 反应蛋白、胸片结果正常，血清弓形虫 IgM 和 IgG 结果阴性，抗人类免疫缺陷病毒抗体滴度阴性。抗单纯疱疹病毒 2 型的免疫球蛋白 G（IgG）滴度为阴性。抗巨细胞病毒抗体滴度为阴性，抗单纯疱疹病毒 1 型免疫球蛋白 G（IgG）滴度为阴性。

OCT（外院）：右眼黄斑囊样水肿、视网膜脱离，左眼黄斑大致正常。

【诊断】

双眼急性视网膜坏死综合征（acute retinal necrosis syndrome，ARN）；AIDS。

【治疗经过】

入院后完善相关检查后，积极治疗。包括静脉注射更昔洛韦（10 mg/kg，1 次 /12 小时）、口服泼尼松（30 mg/d）和阿司匹林（100 mg/d）、局部应用阿托品眼用凝胶散瞳和糖皮质激素点眼。治疗 2 周后，应用预防性激光光凝眼视网膜炎周边区域。双眼的眼底外观是静止的。单纯疱疹病毒和水痘 – 带状疱疹病毒聚合酶链反应呈阴性。光凝术后 1 周，患者左眼突然出现严重的无痛性视知觉丧失。裂隙灯检查显示前房无明显炎症反应，扩张的眼底镜检查显示明显的缺血性视网膜苍白，黄斑处有“樱桃红点”征，诊断为左眼视网膜中央动脉阻塞（central retinal artery occlusion，CRAO）。立即予以前房穿刺，口服泼尼松（60 mg/d），静脉注射药物扩张视网膜动脉，口服乙酰唑胺（50 mg）等对症治疗，患者视力无恢复。最后矫正视力右眼 NLP，左眼 NLP，双眼结膜无充血，角膜透明，KP（–），Tyn（–），晶状体透明，瞳孔药物性散大，后极部视网膜苍白，血管白鞘（图 24-3，图 24-4）。

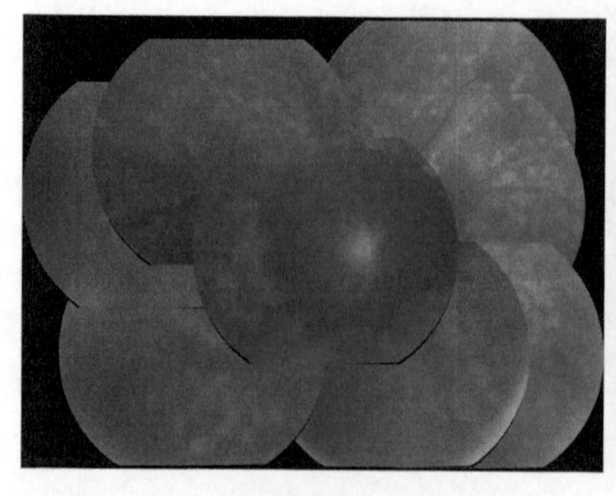

图 24-3 右眼光凝术后 1 周眼底

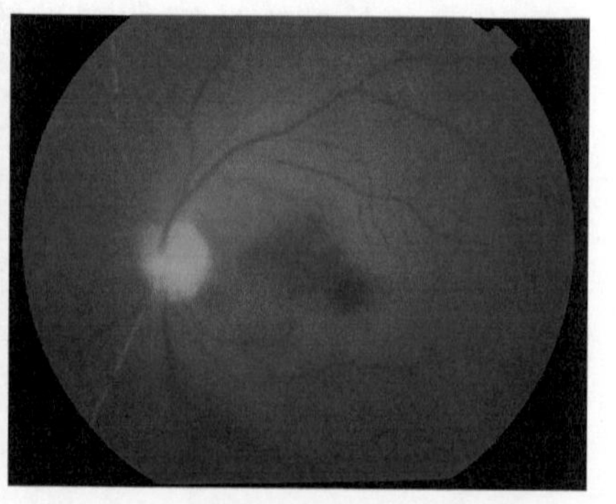

图 24-4 左眼光凝术后 1 周眼底

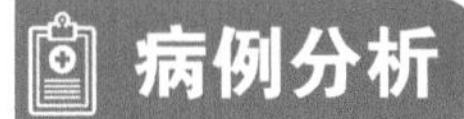

病例分析

患者为中年男性，起病急，既往有获得性免疫缺陷综合征病史。双眼视力下降 20 天来我院就诊。诊断依据：①双眼 ARN。患者为中年男性，急性起病，病程短。查视力右眼无光感，左眼 0.1。双眼结膜无明显充血，双眼角膜透明，未见 KP，右眼 Tyn（++），瞳孔药物性散大，双眼晶状体无明显混浊，双眼玻璃体混浊，眼底右眼视乳头边界模糊突出。视网膜血管变细，伴白线，视网膜水肿，可见大量出血及黄白色渗出。左眼视乳头无明显水肿，赤道部至周边视网膜可见大量点片状坏死灶，血管变细。②左眼视网膜中央动脉阻塞。视力左眼无光感，左眼角膜透明，KP（–），Tyn（–），瞳孔药物性散大，晶状体透明，血管白鞘，视网膜苍白，黄斑部呈“樱桃红点”征。③发现 HIV 抗体（+）1 年，$CD4^{+}T$ 淋巴细胞 100 个 /μL。进行 HAART 1 年。

ARN 是一种由疱疹病毒引起的眼内炎症，典型的表现为视网膜灶状坏死、以视网膜动脉炎为主的视网膜血管炎、中度以上的玻璃体混浊和后期发生的视网膜脱离。ARN 通常发生在免疫力正常的个体，但也可以发生在免疫力低下的个体。ARN 的诊断主要基于临床表现和病程特点，排除其他病因。临床特征最初表现为前葡萄膜炎的发展，随后是玻璃体炎症和快速进展的周边坏死性视网膜炎。水痘 – 带状疱疹病毒是 ARN 的主要致病原。而 HSV-2 和 HSV-1 也是已知导致 ARN 的致病原。极少情况下，CMV 和 EBV 也可以导致 ARN。患者为中年男性，周边视网膜可见多个边界清楚的视网膜坏死灶，而且疾病快速进展，右眼前房和玻璃体有明显的炎症反应，右眼已经出现视神经病变。考虑患者为 AIDS 患者，需要与巨细胞病

毒性视网膜相鉴别。巨细胞病毒性视网膜炎是AIDS患者晚期最常见的机会性感染，常发生在CD4^{+}T淋巴细胞＜50个/μL的患者。眼底表现主要为进行性、坏死性视网膜炎，同时合并视网膜血管炎，眼底特点形象地描述为“奶酪番茄酱样”视网膜炎。但是巨细胞视网膜炎病变部位可发生在后极部，也可发生在周边部，亦可表现为多灶性。同时巨细胞病毒性视网膜炎病变进展缓慢，与眼底病变不相符的玻璃体透明或反应轻微，结合患者的临床表现，可排除巨细胞病毒性视网膜炎。同时，该病也需与梅毒性视网膜脉络膜炎相鉴别，梅毒性视网膜脉络膜炎可以表现为玻璃体炎、视网膜浸润、脉络膜炎等，血清学梅毒特异性抗体及非特异性梅毒抗体检测可以确诊病变，患者已经行梅毒相关检测，均为阴性，可以排除此病。急性视网膜坏死综合征还需要与进展性外层视网膜坏死相鉴别，进展性外层视网膜坏死是一种由疱疹病毒引起的免疫力低下个体的视网膜坏死性病变，此病与急性视网膜坏死综合征的主要区别表现为多灶性周边深层的视网膜混浊无明显颗粒状边界，疾病快速进展且无明显方向性，血管炎症轻微，眼内炎症反应轻微。该患者疾病快速进展，但是血管炎症及眼内炎症反应严重，可以排除。

本病例最值得讨论的问题是在疾病进展的后期，经过抗病毒及改善微循环的治疗，患者在病情平稳的情况下，突然出现左眼视网膜中央动脉阻塞，导致视力严重下降甚至失明。ARN的视网膜血管炎多表现为严重动脉炎伴有视网膜血管闭塞和无灌注区形成，但是视网膜中央动脉阻塞罕见报道。ARN患者导致视神经病变和视网膜血管阻塞的可能机制包括视网膜血管炎症、视神经缺血、疱疹病毒的直接侵犯。阻塞性视网膜血管炎通常累及视网膜动脉，是ARN的常见表现。视神经鞘局部渗出物和神经内血管炎引起的缺血被认为

与 ARN 相关视神经病变的发病机制有关。ARN 发生 CRAO 的机制仍不确定，但似乎是免疫介导的，而不是感染本身导致的。ARN 眼部标本的组织学表现为慢性肉芽肿性炎症。

病例点评

ARN 合并 CRAO 非常罕见但潜在致盲。我们需要认识到 ARN 相关血管炎可能影响多个眼部血管结构，包括视网膜中央动脉，这有助于临床上有效预防 ARN 中 CRAO 的发生，以及快速诊断和及时有效治疗。

【参考文献】

1. KANG S W，KIM S K. Optic neuropathy and central retinal vascular obstruction as initial manifestations of acute retinal necrosis. Jpn J Ophthalmol，2001，45（4）：425-428.

（李丹　徐秋华　整理）

病例 25 HIV 感染 /AIDS 合并斜视

病历摘要

【基本信息】

患者，男性，22 岁。

主诉：右眼视物外斜 10 余年。

现病史：患者 10 多年前发现右眼视物向外斜，当时未予重视及诊治，无眼红、眼痛、视物变形、视物重影等不适。

既往史：HIV 感染 2 年，HAART 2 年。$CD4^{+}T$ 淋巴细胞计数最低为 52 个 /μL。否认高血压、冠心病、糖尿病、肾病病史，否认其他传染病病史，否认食物、药物过敏史，否认手术、外伤史。

个人史：无地方病疫区居住史，无传染病疫区生活史，无冶游史，否认吸烟史，否认饮酒史，未婚无子女。

【体格检查】

全身情况：体温 36.5 ℃，脉搏 60 次 / 分，呼吸 20 次 / 分，血压 120/80 mmHg。神志清楚，精神正常，皮肤、巩膜无黄染，双肺呼吸音清，未闻及干、湿啰音，心律齐，未闻及杂音，腹软，无压痛及反跳痛。

眼科检查：视力右眼 1.2，左眼 1.2。眼压右眼 12 mmHg，左眼 12 mmHg。眼位，交替遮盖示 33 cm 双眼分别注视 –40°，6 m 双眼分别注视 –40°；三棱镜法示 33 cm 双眼分别注视 –80 棱镜度，6 m 双眼分别注视 –80 棱镜度，右眼主导眼，眼球运动正常。同视机检查无同时视。双眼结膜无明显充血，双眼角膜透明，前房轴中，瞳孔等大等圆，对光反应灵敏，晶状体透明，双眼底视乳头边界清，C/D=0.3，血管走行正常，黄斑中心凹反射存在。

【辅助检查】

实验室检查：HIV 病毒载量 TND。$CD4^{+}$T 淋巴细胞计数 320 个 /μL；结核菌培养（–）；血 CMV-IgG（–），血 CMV-IgM（–）；梅毒血清特异性抗体（–）；快速梅毒反应素试验（–）。

头颅磁共振检查无异常。

【诊断】

共同性外斜视；AIDS。

【治疗经过】

入院后积极完善术前检查及术前准备，明确无手术禁忌证后，局部麻醉下行“双眼外斜视矫正术”。双眼外直肌后退 7 mm，左眼内直肌缩短 7 mm。手术顺利。

术后第 1 天，视力右眼 1.2，左眼 1.2；眼压右眼 12 mmHg，左眼 12 mmHg；双眼结膜充血，结膜下可见小片出血，角膜透明，前房轴重，晶状体透明；双眼眼位正，交替遮盖双眼不动。

术后第 7 天：拆除结膜缝线。复查，视力右眼 1.2，左眼 1.2；眼压右眼 12 mmHg，左眼 12 mmHg；双眼结膜无明显充血，角膜透

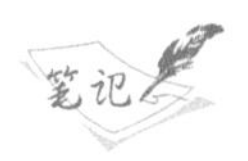

明，前房轴重，晶状体透明；双眼眼位正，交替遮盖双眼不动。

术后 1 个月复查，视力右眼 1.2，左眼 1.2；眼压右眼 12 mmHg，左眼 12 mmHg；双眼结膜无充血，角膜透明，前房轴重，晶状体透明；双眼眼位正，交替遮盖双眼不动。

【随访】

术后 7 个月患者病情稳定，眼位正。

病例分析

患者为 22 岁男性，发现右眼视物外斜 10 余年来我院就诊，同时 HIV 感染 2 年，HAART 2 年。诊断依据有以下几点。①双眼共同性外斜视：22 岁男性，自幼发现右眼视物外斜，眼部检查眼位，交替遮盖示 33 cm 双眼分别注视 –40°，6 m 双眼分别注视 –40°；三棱镜法示 33 cm 双眼分别注视 –80 棱镜度，6 m 双眼分别注视 –80 棱镜度，眼球运动正常。同视机检查无同时视。第一斜视角等于第二斜视角。② AIDS：患者抗 HTV 抗体阳性，确证试验阳性，$CD4^{+}T$ 淋巴细胞最低 52 个 /μL，患者已进行 HAART 2 年。

斜视是指任何一眼视轴偏离的临床现象，可由双眼单视异常或控制眼球运动的神经肌肉异常引起，根据不同注视位置，眼位偏斜的变化分类，可以分为共同性斜视和非共同性斜视。共同性斜视是指眼位偏斜不随注视方向的改变而变化，也不因注视眼的改变而变化。非共同性斜视眼位偏斜随注视方向的改变而变化，也因注视眼的改变而变化，大多数非共同性斜视为麻痹性或限制性的。麻痹性外斜视多由动眼神经麻痹引起。在冷守忠等的研究中，常见病因包括颅底动脉瘤（32.1%）、颅内炎症（28.0%）、颅内肿瘤（15.5%）、头部外伤（10.2%）等。在于杨等的研究中，动眼神经麻痹的病因以糖尿病占比最多，占 31.0%，其次是颅内动脉瘤（22.4%）和脑干梗

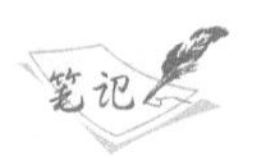

死（20.7%）。患者自幼出现外斜视，眼球运动无限制，双眼分别注视时斜视度数一致，同时双眼视力为 1.2，可以排除非共同性外斜视及知觉性外斜视。当 AIDS 患者出现斜视时，我们也要考虑是不是由 AIDS 合并颅内感染、颅内肿瘤导致。但是患者头颅磁共振检查无异常，$CD4^+$T 淋巴细胞计数 350 个 /μL。且患者外斜视 10 余年，HIV 感染病史 2 年，可以排除 AIDS 合并症引起的斜视。

病例点评

成人斜视不仅影响自我评价、人际关系、工作、学习、运动等诸多方面，还会引起躯体不适，患者可能出现强迫症状、人际关系敏感、抑郁和焦虑等问题。此外，自尊心和自信心受损在成人斜视患者中十分常见。对医生而言，斜视手术的主要目的是改善视觉功能，评判手术成功与否主要依据功能方面的指标，如术后眼位、有无复视、眼球运动和头位改善等。但对患者而言却不仅如此，减少斜视的社会心理影响常是成人斜视患者选择手术的重要原因。因 AIDS 具有不可治愈性、慢性传染性、临床症状反复性，加上药物治疗带来的不良反应和经济压力，以及社会的歧视和偏见，AIDS 患者容易产生自卑感，高压力下还可导致患者出现心理疾病。所以对于 AIDS 合并斜视的患者，在没有手术禁忌证的情况下，及时的手术对于改善 AIDS 合并斜视患者的生存质量是有益的。

【参考文献】

1. 于杨，王利平，南光贤．动眼神经麻痹 58 例．中国老年学杂志，2014，34（9）：2560-2561.

（李丹　孙挥宇　整理）

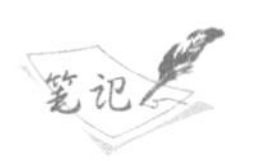

病例 26
HIV 感染 /AIDS 合并糖尿病性视网膜病变

病历摘要

【基本信息】

患者，男性，40 岁。

主诉：右眼视力下降 2 个月，左眼视力下降 10 天。

现病史：患者 2 个月前无明显诱因出现右眼视物模糊，10 天前出现左眼视物模糊，未见眼红、眼痛、视物变形、头痛等不适。

既往史：2 型糖尿病病史 4 年，未规律治疗，血糖控制不佳。HIV 感染 4 年，$CD4^{+}T$ 淋巴细胞计数 650 个 /μL，最低时为 255 个 /μL。

个人史：否认吸烟、饮酒史。

【体格检查】

全身情况：体温 36.0 ℃，脉搏 70 次 / 分，呼吸 20 次 / 分，血压

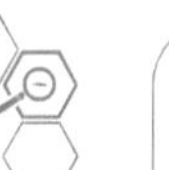

115/70 mmHg。神志清楚，精神正常，皮肤、巩膜无黄染，双肺呼吸音清，未闻及干、湿啰音，心律齐，未闻及杂音，腹软，无压痛及反跳痛。

眼科检查：视力右眼 0.12，左眼 0.02。眼压右眼 13 mmHg，左眼 13 mmHg。双眼结膜轻充血，角膜清，前房中深。瞳圆，晶状体轻混，双眼眼底玻璃体积血，右眼可见视乳头边清色正，可见视网膜微血管瘤、出血及渗出。左眼底窥不清（图 26-1，图 26-2）。

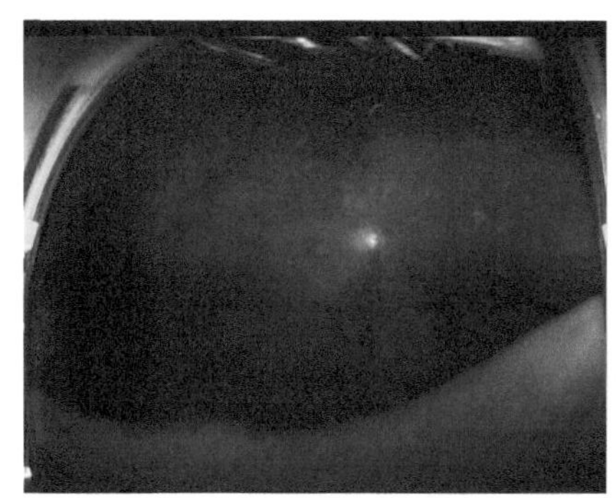

图 26-1　右眼治疗前眼底

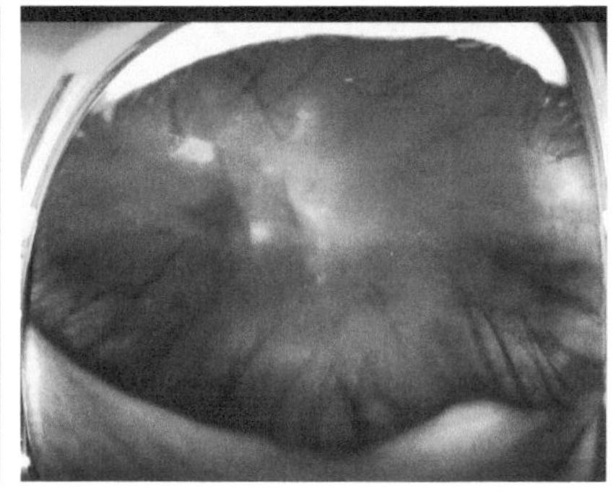

图 26-2　左眼治疗前眼底

【辅助检查】

化验：HIV 病毒载量 TND。结核菌培养（–）；血 CMV-IgG（–），血 CMV-IgM（–）；血 CMV-DNA ＜ 500 copies/mL；梅毒血清特异性抗体（–）；快速梅毒反应素试验（–）。空腹血糖 9 mmol/L。

眼部 B 超检查：双眼玻璃体混浊，未见视网膜脱离。

【诊断】

双眼增生性糖尿病性视网膜病变；2 型糖尿病；HIV 感染。

【治疗经过】

入院后积极完善术前检查及术前准备，明确无手术禁忌证后行双眼康柏西普眼内注射，每眼 0.5 mg。并于注射 1 周后行左眼玻璃

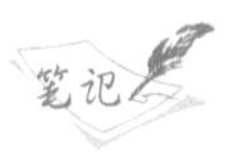

体切除加增殖膜剥膜加全视网膜激光加硅油填充术。术中切除混浊玻璃体，可见患者左视乳头清，视网膜可见渗出、出血及增殖膜，增殖膜牵拉视网膜脱离，剥除增殖膜，激光性全视网膜光凝2376点，气液交换，注入硅油6 mL。

术后第1天，矫正视力右眼0.12，左眼指数/1米；眼压右眼13 mmHg，左眼17 mmHg。左眼结膜充血水肿，角膜轻度水肿，前房中深，瞳孔圆，晶状体透明，左眼玻璃体硅油填充，视乳头边清色正，视网膜在位，各方向中周部可见激光斑。右眼可见视乳头边清色正，可见视网膜出血及渗出。

术后第2天，患者眼部情况无变化，予以出院。

术后10天复查，眼科查体视力右眼矫正视力0.4，左眼矫正视力0.03；眼压右眼13 mmHg，左眼18 mmHg。左眼结膜轻度充血，角膜清，前房可，瞳孔圆，晶状体无明显混浊，视乳头边清色正，视网膜平伏，激光反应好（图26-3，图26-4）。

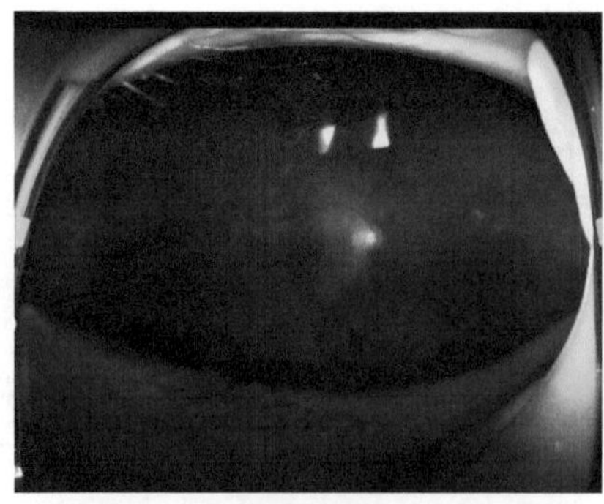

图26-3　右眼术后第10天眼底

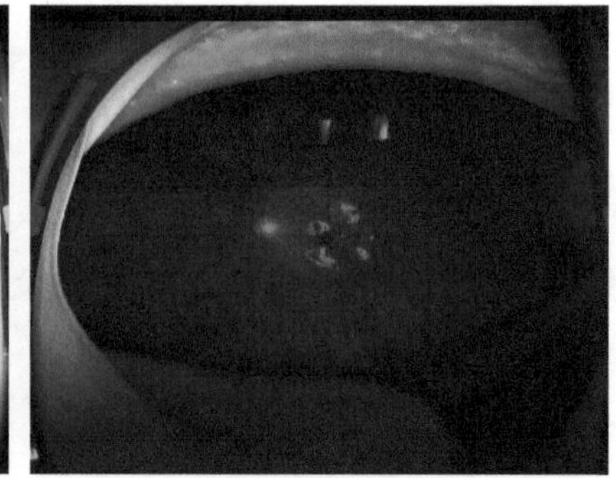

图26-4　左眼术后第10天眼底

OCT检查可见右眼黄斑结构正常，无明显水肿。左眼黄斑区视网膜层间可见多次团状高反射（图26-5，图26-6）。

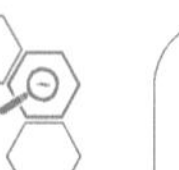

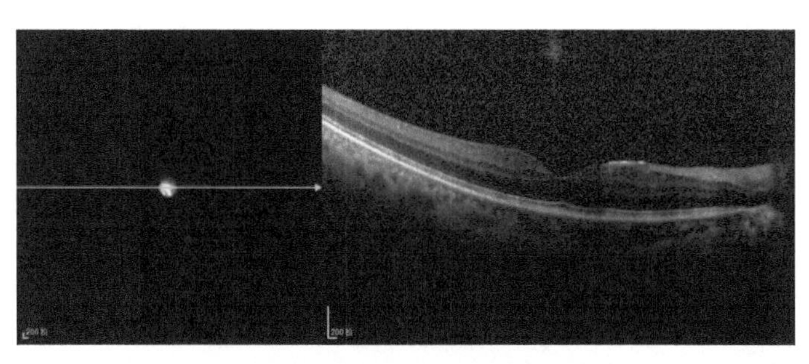

图 26-5 右眼术后第 10 天 OCT

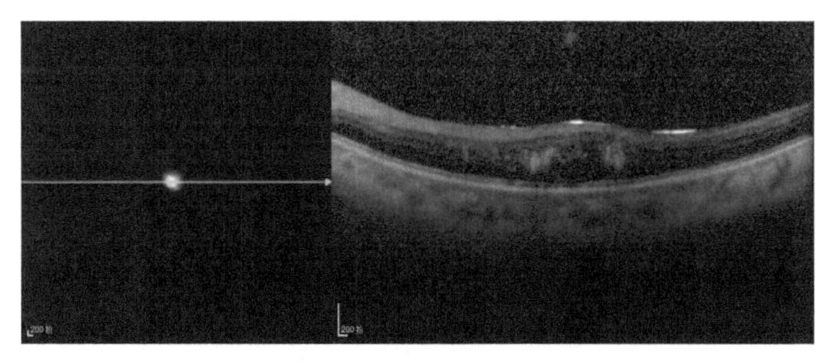

图 26-6 左眼术后第 10 天 OCT

术后 20 天眼科查体，视力右眼矫正视力 0.4，左眼矫正视力 0.15；眼压右眼 16 mmHg，左眼 18 mmHg。左眼切口对合可，无渗漏，角膜清，前房可，瞳孔圆，晶状体无明显混浊。右眼玻璃体积血混浊减轻，左眼视网膜平伏，黄斑水肿（图 26-7，图 26-8）。

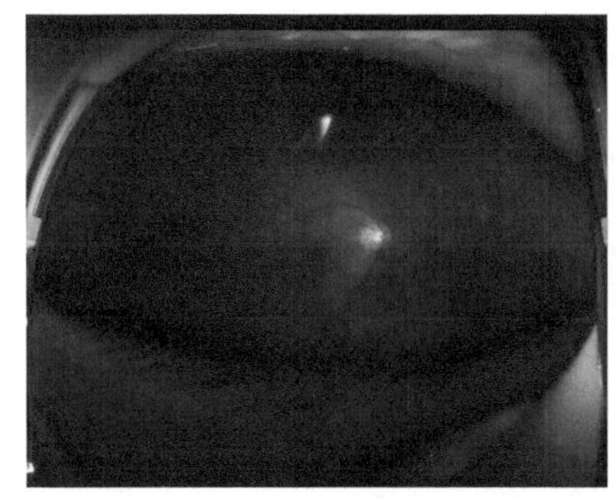

图 26-7 右眼术后 20 天眼底

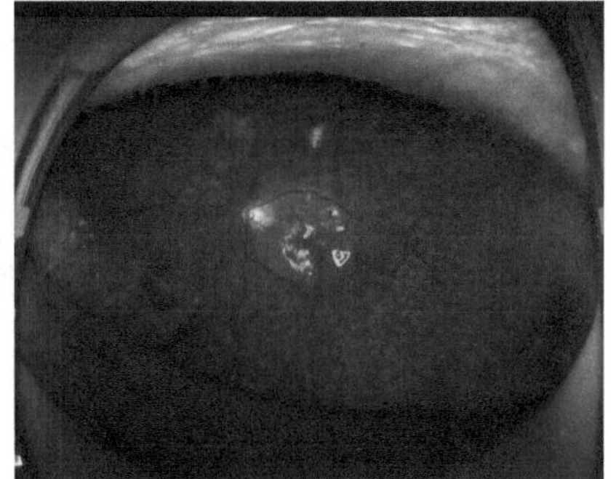

图 26-8 左眼术后 20 天眼底

复查 OCT 显示右眼黄斑区结构基本正常。左眼黄斑区视网膜明显水肿，层间可见点状高反射（图 26-9，图 26-10）。完善术前检查，

在排除手术禁忌的情况下，行左眼康柏西普眼内注射 0.5 mg。

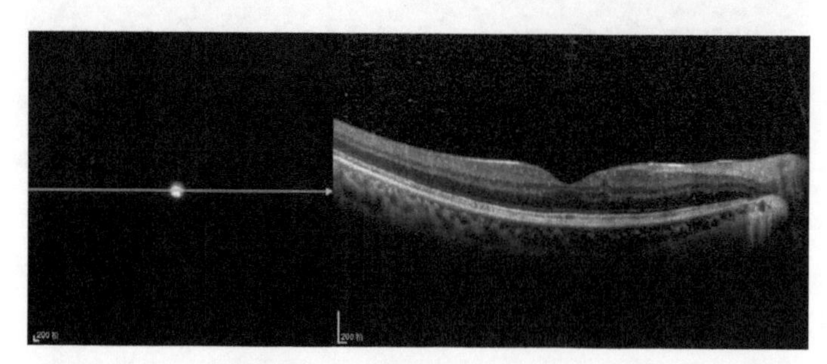

图 26-9 右眼术后 20 天 OCT

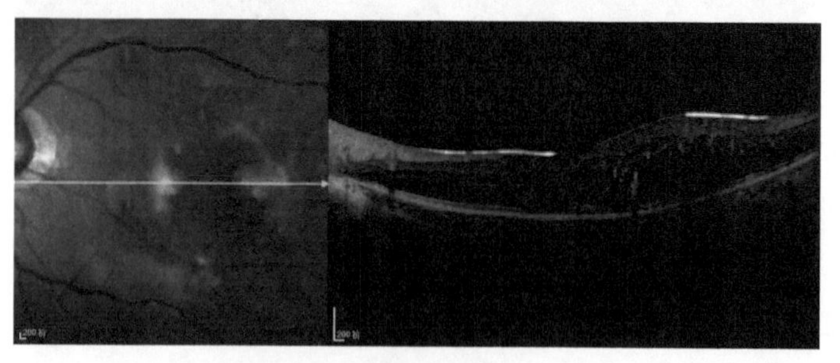

图 26-10 左眼术后 20 天 OCT

术后 1 个月眼科复查，矫正视力右眼 0.4，左眼 0.25；眼压右眼 21 mmHg，左眼 17 mmHg。左眼切口对合可，无渗漏，角膜清，前房可，瞳孔圆，晶状体无明显混浊。右眼玻璃体混浊减轻，右眼视乳头边界清，色正，血管细，可见白鞘。左眼视网膜平伏，激光反应好（图 26-11，图 26-12）。

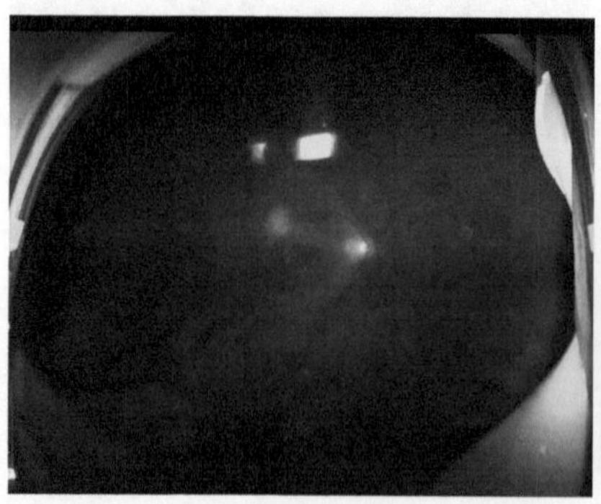

图 26-11 右眼术后 1 个月眼底

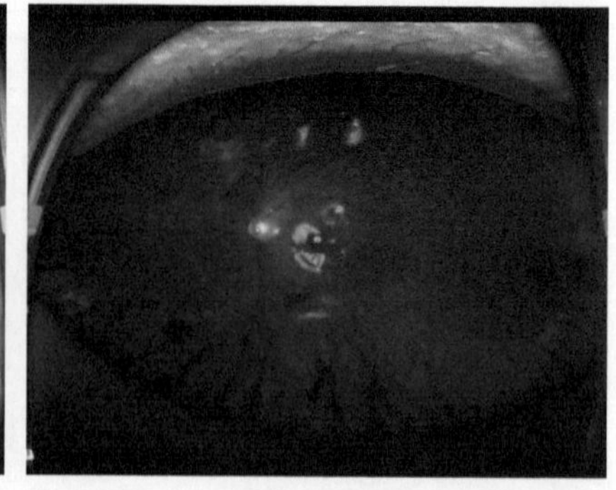

图 26-12 左眼术后 1 个月眼底

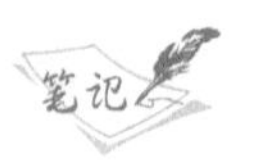

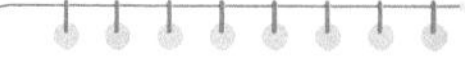

复查 OCT 显示右眼黄斑区结构基本正常。左眼黄斑区视网膜水肿较前明显减轻（图 26-13，图 26-14）。

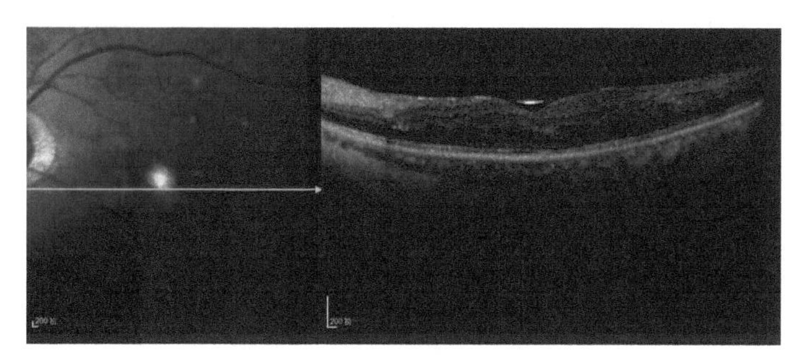

图 26-13 右眼术后 1 个月 OCT

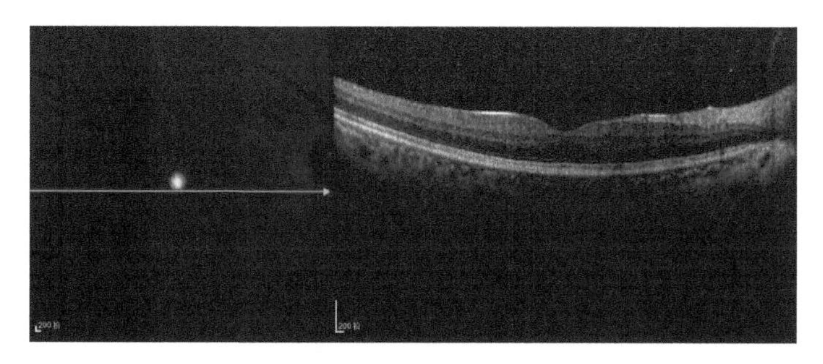

图 26-14 左眼术后 1 个月 OCT

【随访】

术后半年电话随访，双眼同前，无明显变化。

病例分析

本例患者为 40 岁男性，2 型糖尿病病史 4 年，未规律治疗，血糖控制不佳。HIV 感染 4 年，$CD4^{+}T$ 淋巴细胞计数 650 个 /μL，最低时为 255 个 /μL。此次因右眼视力下降 2 个月，左眼视力下降 10 天来我院就诊。

诊断依据有以下几点。①双眼增生性糖尿病性视网膜病变：患

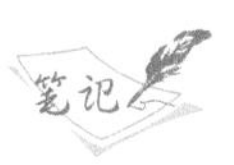

者糖尿病史 4 年，血糖控制不佳。查体视力右眼 0.12，左眼 0.02，右眼可见视网膜微血管瘤、出血及硬性渗出，双眼玻璃体积血，通过以上表现即可诊断。② 2 型糖尿病：2 型糖尿病病史 4 年，空腹血糖 9 mmol/L 可以明确诊断。③ HIV 感染：依据 HIV 抗体阳性 4 年，$CD4^{+}T$ 淋巴细胞计数 650 个 /μL，最低时为 255 个 /μL，诊断明确。

糖尿病性视网膜病变是糖尿病最常见的微血管并发症之一，早期可无自觉症状，后期可因玻璃体积血、牵拉性视网膜脱离或病变累及黄斑导致不同程度的视力减退甚至失明。玻璃体本身无血管，不发生出血。玻璃体积血多由外伤和眼底血管病变引起，也可由全身疾病引起。玻璃体积血的主要原因为增生性糖尿病性视网膜病变、孔源性视网膜脱离和视网膜分支静脉阻塞。对于发病年龄＜ 45 岁的患者，则首先要考虑玻璃体积血的原因为 Eales 病。视网膜静脉阻塞继发的玻璃体积血，常常有高血压病史，可见视网膜火焰状出血、视网膜静脉迂曲扩张。视网膜静脉阻塞荧光造影中视网膜循环时间延长的特点可资鉴别，视网膜静脉阻塞多为单侧发病，而糖尿病性视网膜病变一般为双侧。视网膜裂孔撕裂血管引发出血，可见视网膜裂孔或视网膜脱离。患者双眼 B 超检查未见视网膜脱离，可排除。老年黄斑变性继发玻璃体积血患者，黄斑区可见橘红色病灶、玻璃膜疣或视网膜下出血及渗出，患者为 40 岁中年男性，右眼黄斑未见上述表现，也可排除。对于 AIDS 患者来说，应该特别注意与 AIDS 相关的眼底病变导致的玻璃体积血，AIDS 患者常见的眼部机会性感染为巨细胞病毒性视网膜炎，有报道因眼玻璃体积血首诊眼科的 AIDS 患者 2 例，最后确诊为巨细胞病毒性视网膜炎。但巨细胞病毒性视网膜炎常发生于 $CD4^{+}T$ 淋巴细胞计数＜ 50 个 /μL

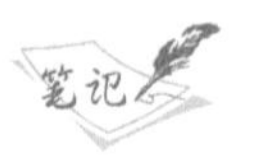

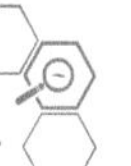

的患者。CD4^{+}T 淋巴细胞计数≥ 50 个 /μL 时，发生巨细胞病毒性视网膜炎的概率较小。该例患者 CD4^{+}T 淋巴细胞计数 650 个 /μL，故首先不考虑 AIDS 合并机会性感染导致的玻璃体积血。

病例点评

糖尿病性视网膜病变（diabetic retinopathy，DR）是常见的糖尿病慢性并发症之一，也是导致成人失明的主要原因之一，DR 严重影响糖尿病患者的生存质量，同时给社会带来沉重经济负担。DR 是可防、可控、可避免致盲眼病中的首位疾病，早期诊断、有效治疗对延缓病变进展、减缓视力丧失至关重要。DR 研究组和 DR 早期防治研究组的研究结果证实，DR 患者定期随诊，接受必要、适当的视网膜光凝和玻璃体手术治疗，可以使 90% 的患者避免严重视力下降。对于 AIDS 患者，我们不但要关注 AIDS 并发的感染性眼病，也要关注 AIDS 合并基础病导致的并发症，以早期诊断、早期治疗，提高 AIDS 患者的生存质量。

【参考文献】

1. American Academy of Ophthalmology. Diabetic retinopathy[DB/OL]. San Francisco，CA：American Academy of Ophthalmology，2017（2017-12-01）[2017-12-22].

（李丹　孙挥宇　整理）

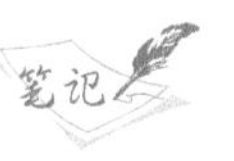

病例 27
HIV 感染 /AIDS 合并白内障

病历摘要

【基本信息】

患者，男性，61 岁。

主诉：双眼视力下降 1 年。

现病史：患者双眼视力下降 1 年，不伴眼红、眼痛、眼胀。

既往史：糖尿病 8 年，口服药物治疗，发现 HIV（+）7 年，药物控制，发现梅毒 6 年，已行正规驱梅治疗。

【体格检查】

全身情况：一般情况好，体格检查无特殊。

眼科检查：视力右眼 0.3，左眼 0.4。眼压右眼 12 mmHg，左眼 11 mmHg。双眼结膜轻充血，角膜清，前房中深。瞳圆，晶状体混

浊。双眼视乳头边清色正，视网膜在位。视网膜血管走行正常，后极部及各方向周边可见散在微血管瘤，未见明显视网膜硬性渗出及棉绒斑。双眼黄斑中心凹反光消失（图 27-1，图 27-2）。

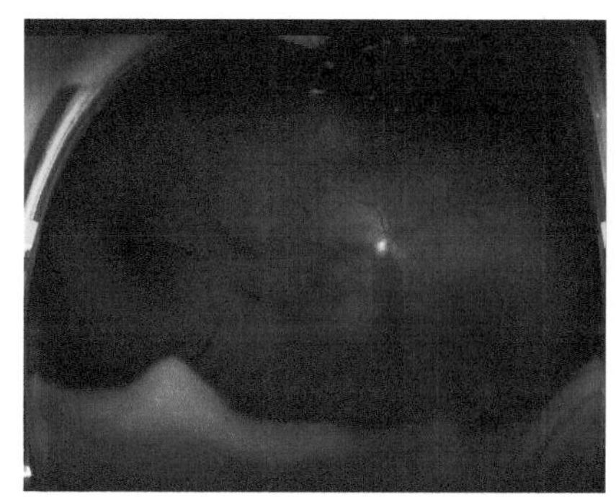
图 27-1　右眼治疗前眼底

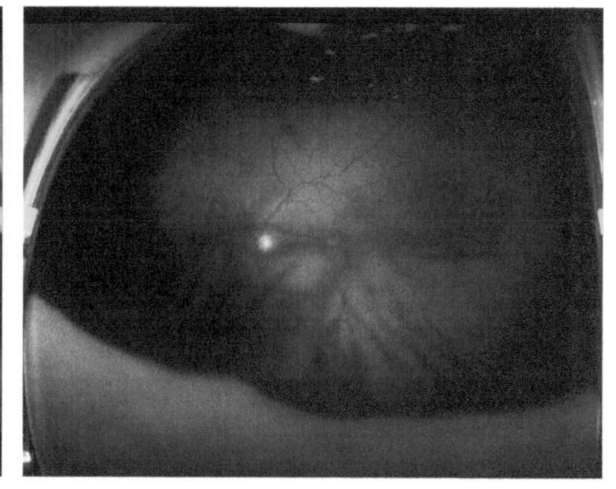
图 27-2　左眼治疗前眼底

【辅助检查】

HIV 病毒载量：未检出。

【诊断】

双眼老年性白内障；非增殖期糖尿病性视网膜病变；2 型糖尿病；HIV 感染；梅毒。

【治疗经过】

对患者进行双眼超声乳化联合人工晶状体植入术，手术顺利，术后给予抗炎眼药水治疗。术后 1 个月视力右眼 0.8，左眼 0.8，眼压右眼 10 mmHg，左眼 9 mmHg。双眼结膜轻充血，角膜清，前房深。瞳圆，人工晶状体位正。双眼视乳头边清色正，视网膜在位。视网膜血管走行正常，后极部及各方向周边可见散在微血管瘤，未见明显视网膜硬性渗出及棉绒斑。双眼黄斑中心凹反光消失。

【随访】

术后 6 个月、1 年随访：视力右眼 0.8，左眼 0.8，患者无眼部不适。双眼无明显变化，嘱其控制血糖，定期查眼底。

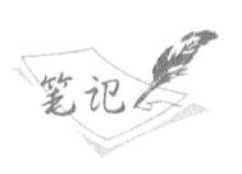

病例分析

病例特点：患者为老年男性，慢性起病，有病史，HIV、梅毒感染。主要表现为双眼视力下降，查体发现双眼晶状体混浊，视网膜可见散在微血管瘤。

诊断依据：根据患者双眼晶状体混浊，视力下降病史，查体右眼 0.3，左眼 0.4，诊断患者双眼白内障；根据患者糖尿病 8 年病史，后极部及各方向周边可见散在微血管瘤，未见明显视网膜硬性渗出及棉绒斑，诊断非增殖期糖尿病性视网膜病变。

HIV 感染可引起免疫力下降，易导致术后感染。随着抗反转录病毒疗法的广泛使用，HIV 患者接受各种手术的手术结果普遍良好。白内障手术是择期手术，所以 HIV 感染 /AIDS 者应在无严重全身并发症、$CD4^+$T 淋巴细胞计数正常的情况下才可进行手术。

获得性免疫缺陷综合征病毒携带者的术前筛查与任何其他患者相似，应包括常规白内障术前眼科检查、血常规、尿常规、凝血功能以及 3 个月 $CD4^+$T 淋巴细胞计数和 HIV 病毒载量。$CD4^+$T 淋巴细胞计数降低反应免疫功能受抑制，可能会增加术后感染的风险。HIV 病毒载量高则传播风险大，导致医源性感染、医护人员职业暴露风险大。

研究发现 HIV 感染者进行眼睑结膜等部位手术时，术后感染概率大于非 HIV 感染 /AIDS 者，而在进行白内障、青光眼等无菌手术时，术后感染概率与非 HIV 感染者差异不明显。既往研究发现获得性免疫缺陷综合征患者在病情控制好的情况下进行白内障手术是安全有效的。

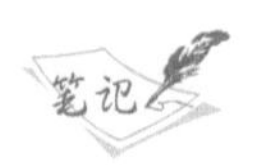

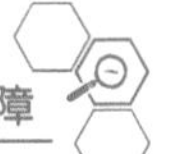

病例点评

HIV 感染者、梅毒感染者需要行眼部手术时，只要其当时的 HIV 病毒感染、梅毒感染得到控制，身体免疫力正常，即可进行手术。术中要注意无菌操作，医护人员要做好防护，防止职业暴露。术后患者要遵医嘱点眼药水及按时复查，防止术后感染。

【参考文献】

1. FILSOUFI F，SALZBERG S P，HARBOU K T，et al. Excellent outcomes of cardiac surgery in patients infected with HIV in the current era. Clin Infect Dis，2006，43（4）：532-536.
2. 钟建光，张惠成，邱建华 . 276 例艾滋病患者眼部手术后继发感染的临床观察，中华医院感染学杂志，2009，19（22）：3063-3064.
3. 张婉琪，王晓黎，袁超 . 获得性免疫缺陷综合征患者白内障超声乳化摘除手术后的临床观察，国际眼科杂志，2021，21（5）：903-905.

（刘夕瑶　孙挥宇　整理）

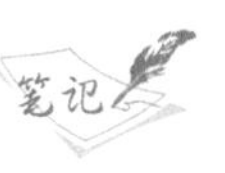

病例 28
乙肝肝硬化合并白内障

病历摘要

【基本信息】

患者，男性，60 岁。

主诉：双眼视力下降 3 年。

现病史：患者 3 年前无明显诱因出现视力逐渐下降，无眼红、眼胀、眼痛史，就诊于当地，诊断为双眼老年性白内障，但鉴于患者乙肝肝硬化病史且出现反复腹水、消化道出血、白细胞低、贫血等全身情况，未予手术治疗。患者要求手术治疗，收入我院。

既往史：10 年前体检时发现 HBsAg（+），未予诊治。4 年前进食不当后出现呕血，诊断为“肝硬化、消化道出血”住院予以止血、保肝等对症治疗，其后多次因腹水、双下肢水肿等住院治疗，诊断

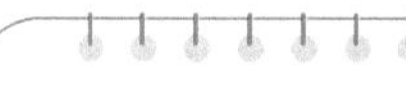

为肝炎肝硬化、酒精性肝硬化。3 年前在某医院消化科行胃镜下食管 – 胃底静脉曲张套扎术。目前口服保肝、抗病毒、利尿剂治疗，病情尚平稳，常伴乏力、厌食。否认高血压、糖尿病、冠心病等病史，否认其他传染病病史，否认食物、药物过敏史。

流行病学史：否认经常外出就餐，否认传染病患者密切接触史，预防接种史不详。曾因消化道出血进行输血治疗，具体情况不详。

个人史：吸烟史 30 余年，每日 20 支，戒烟 5 年。饮酒史 30 余年，每日 150 ～ 200 g 白酒，间断有大量饮酒，可达 300 g，戒酒 5 年。

【体格检查】

全身情况：体温 36.6 ℃，心率 84 次 / 分，呼吸 18 次 / 分，血压 115/65 mmHg。神志清楚，肝病面容，查体合作，全身皮肤、黏膜颜色正常，无黄染，肝掌阳性，蜘蛛痣阳性，双侧巩膜无黄染，双肺叩诊呈清音，双肺呼吸音清，未闻及干、湿啰音及胸膜摩擦音。心律齐，腹部饱满，全腹无压痛、反跳痛，肝、脾、胆囊未触及，Murphy 征阴性，麦氏点无压痛，双侧输尿管无压痛，肝区叩痛阴性。移动性浊音可疑，双下肢无水肿，踝阵挛阴性，扑翼样震颤阴性。

眼科检查：矫正视力右眼光感、光定位正常，左眼 0.25。眼压右眼 13 mmHg，左眼 15 mmHg。双眼结膜无充血，角膜清，KP（–），瞳孔圆，对光反应灵敏。右眼晶状体全混，左眼晶状体皮质混浊。眼底右眼底窥不清，左眼隐见视乳头边清色可，视网膜未见明显出血渗出，余眼底情况不详。

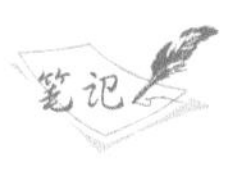

【辅助检查】

肝功能：ALB 35.7 g/L，LDH 251.1 U/L，TBA 62.9 μmol/L，CRP 6.50 mg/L，ALT 11.7 U/L，AST 23.9 U/L，TBIL 5.2 μmol/L，DBIL 3.3 μmol/L。血常规：WBC 2.77×10^9/L，RBC 3.30×10^{12}/L，HGB 92.8 g/L，PLT 97.4×10^9/L。乙肝：HBsAg 227.99 IU/mL，HBeAg 2.93 S/CO，Anti HBc 9.87 S/CO。HBV-DNA 载量：$< 1.0 \times 10^2$ IU/mL。

腹部彩超：肝硬化，腹水，脾大。

【诊断】

双眼老年性白内障；乙型肝炎肝硬化；酒精性肝硬化；食管－胃底静脉曲张；贫血；腹水；脾功能亢进

【治疗经过】

给予恩替卡韦抗病毒治疗，复方甘草酸酐抗感染保肝治疗。予吉粒芬升高白细胞治疗，以预防术后感染。定期复查血常规，监测肝肾功能。完善术前准备，拟行白内障超声乳化联合人工晶状体植入术。入院第 10 天复查，血常规：WBC 4.62×10^9/L，RBC 3.32×10^{12}/L，HGB 94.0 g/L，PLT 100.0×10^9/L。白细胞较前升高，行右眼白内障超声乳化联合人工晶状体植入术，手术顺利；术前备皮、冲洗结膜囊、冲洗泪道，术中熟悉解剖、轻柔操作，严格止血，严格无菌操作；术后妥布霉素地塞米松滴眼液抗感染治疗，密切关注患者视力、眼压、前节变化。

右眼术后第 1 天，右眼视力 0.6，右眼眼压 11 mmHg，右眼结膜轻充血，角膜清，前房中深，瞳孔圆，对光可，人工晶状体位正。

右眼术后 5 天，行左眼白内障超声乳化联合人工晶状体植入术，手术顺利；术前备皮、冲洗结膜囊、冲洗泪道，术中熟悉解剖、轻柔操作，严格止血，严格无菌操作；术后妥布霉素地塞米松滴眼液

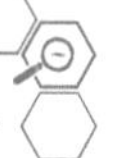

抗感染治疗，密切关注患者双眼视力、眼压、前节变化。

左眼术后第 1 天，视力右眼 0.6，左眼 0.5；眼压右眼 11 mmHg，左眼 13 mmHg；左眼结膜轻充血；双眼角膜清，前房中深，瞳孔圆，对光可；双眼人工晶状体位正。

病例分析

本病例为 60 岁男性患者，10 年前体检时发现 HBsAg（+），未予诊治，后出现多次消化道出血、腹水、双下肢水肿。患者饮酒史 30 余年，间断有大量饮酒，全身检查可见肝病面容，肝掌阳性，蜘蛛痣阳性，腹部饱满，移动性浊音可疑，因全身情况差，曾多次欲行白内障手术治疗未果，遂来我院。

诊断依据有以下几点。①双眼老年性白内障：眼科检查见右眼晶状体全混，左眼晶状体皮质混浊。②乙型肝炎肝硬化、酒精性肝硬化：患者为 60 岁男性，缓慢起病。发现 HBsAg（+）10 年，曾出现呕血、便血，目前乏力明显，全身检查见肝病面容，皮肤及巩膜无黄染，肝掌阳性，蜘蛛痣阳性，腹部饱满，移动性浊音可疑，双下肢无水肿。化验结果提示肝功能呈慢性肝损伤表现。饮酒史 30 余年，每日 150 ～ 200 g 白酒，间断有大量饮酒，可达 300 g。③食管 – 胃底静脉曲张：患者既往有多次消化道出血病史，且曾行胃镜下食管 – 胃底静脉曲张套扎术。④腹水、贫血、脾大、脾功能亢进：根据患者腹部 B 超及化验结果可见患者腹水、脾大、贫血、白细胞低、血小板低。

鉴于患者目前的全身情况，白细胞低、血小板低，如果立即行白内障超声乳化手术，术中、术后出血及术后感染的风险较大，但是患者怀着复明的期望就诊，且多次欲行手术未果，所以，我们进

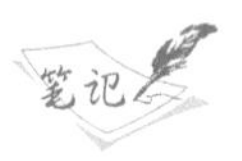

行了多方位准备：①术前进行升白治疗；②术中结膜囊应用聚维酮碘以降低术后眼内炎的发生率，术中轻柔操作，严格止血；③白内障术前、术后眼部预防性使用抗生素滴眼液。

白内障眼内晶状体混浊，可导致视物模糊或变形、眩光等，严重时会致盲。在世界范围内，白内障是失明的一大重要原因。白内障的发生率随年龄增长而增加是正常衰老现象，但营养不良、代谢障碍、过度暴露于日光或其他照射源、创伤和某些药物（如激素类药物）可加速其发展。该病尚无明确的药物治疗，现代显微外科技术 + 晶状体移植可使绝大多数患者恢复正常视力。

白内障的发病机制可能与其类型相关。①年龄相关性白内障：绝大多数白内障由衰老造成，其发病机制与细胞结构因衰老而产生的变性相关。已知一些解剖和超微结构与晶状体混浊有关，但确切的发病机制仍然未知。流行病学证据和实验证据表明，光损伤（有毒或致敏物质可能强化了该作用）起到一定作用。②非年龄相关性白内障：主要成因包括眼外伤、葡萄膜炎、巩膜炎（尤其是坏死性巩膜炎）、眼内肿瘤放疗、系统性疾病（如强直性肌营养不良）对代谢的影响，以及局部使用皮质类固醇、使用某些吩噻嗪类和局部用抗胆碱酯酶药（中毒性白内障）。

当白内障的症状影响到患者日常生活时，则需手术治疗，目前尚无根据视力水平确定的手术标准。年龄相关性和其他类型获得性白内障的手术指征相同。一些类型的获得性白内障（如与外伤或葡萄膜炎相关）需要改良标准手术技术，但大多数病例不需要特殊的手术考虑。

病例点评

白内障是老年人的常见眼病，治疗的唯一有效方法为白内障手术摘除、人工晶状体植入。肝病患者常因白细胞低、血小板低等种种因素不能进行白内障手术治疗。本例患者白细胞低、术前药物治疗升高白细胞，改善身体状况后安全手术，取得满意效果。对类似患者，做好围手术期的处理，通过严格的术前准备、熟练手术操作及术前、术后全身情况的监测，肝病患者也是可以通过手术复明的。

【参考文献】

1. LEE C M，AFSHARI N A. The global state of cataract blindness. Curr Opin Ophthalmol，2017，28（1）：98-103.
2. ASBELL P A，DUALAN I，MINDEL J，et al. Age-related cataract. Lancet，2005，365（9459）：599-609.

（鲁丹　杨莉　孙挥宇　整理）

病例 29
HIV 感染合并眼眶肿瘤

病历摘要

【基本信息】

患者，男性，30 岁。

主诉：发现右眼睑肿胀半年。

现病史：患者半年前发现右眼肿胀，无眼红、眼痛等，于当地医院就诊。查眼 B 超右眼眉弓处皮下实性占位，查眼 CT 右眼眼眶眉弓颞侧皮下肿物，相邻额骨、颧骨骨质破坏，眼磁共振示右眼上睑、颞肌、颞部皮肤皮下脂肪、翼内外肌及其周围软组织，右侧颅中窝硬脑膜及局部颅内硬膜外、鼻咽顶壁多发异常信号影。为求进一步治疗来我院，考虑右眼眶前部肿物，建议手术治疗，收入我院。

既往史：5 年前发现 HIV 抗体阳性，4 年前开始 HAART，既往

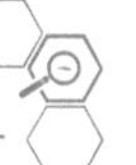

$CD4^{+}$T 淋巴细胞计数低于 200 个 /μL。平素健康状况良好，否认高血压、冠心病、糖尿病病史，否认食物、药物过敏史。10 余年前行右眼睑囊肿手术，具体情况不详。曾因头部上皮样血管瘤行手术切除。

个人史：否认吸烟、饮酒史。

【体格检查】

全身情况：体温 36.5 ℃，呼吸 18 次 / 分，心率 72 次 / 分，血压 101/70 mmHg，神清语利，全身皮肤无苍白、发绀，颈软无抵抗，双侧颈动脉未见异常搏动，双侧甲状腺未扪及肿大，双肺叩诊呈清音，双肺呼吸音清，未闻及干、湿啰音及胸膜摩擦音。心界不大，未闻及病理性杂音，腹软平坦，无压痛、反跳痛。四肢、关节未见异常，活动无受限。

眼科检查：视力右眼 0.06，左眼 0.1。眼压右眼 16 mmHg，左眼 15 mmHg。右眼外上眶缘可触及肿物，质硬，固定，有触痛，与皮肤无粘连，右眼轻度上睑下垂，位于瞳孔缘。双眼眼位正，右眼上转稍受限，余各方向运动正常。双眼结膜无充血，角膜清，前房中深，瞳圆，晶状体清亮（图 29-1）。

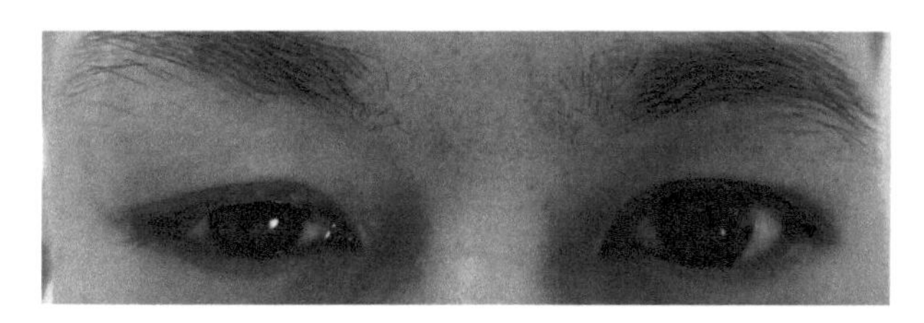

图 29-1　术前外观

【辅助检查】

化验：HIV 病毒载量未检测到，$CD4^{+}$T 淋巴细胞 1128 个 /μL，TPPA（–），HBsAg（–），Anti HCV（–）。

外院眼 B 超：右眼眉弓处皮下实性占位。

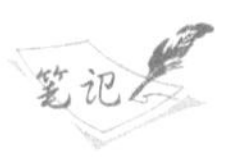

外院眼 CT（图 29-2）：右眼眼眶眉弓颞侧皮下肿物，相邻额骨、颧骨骨质破坏。

外院眼磁共振（图 29-3）：右眼上睑、颞肌、颞部皮肤皮下脂肪、翼内外肌及其周围软组织，右侧颅中窝硬脑膜及局部颅内硬膜外、鼻咽顶壁多发异常信号影。

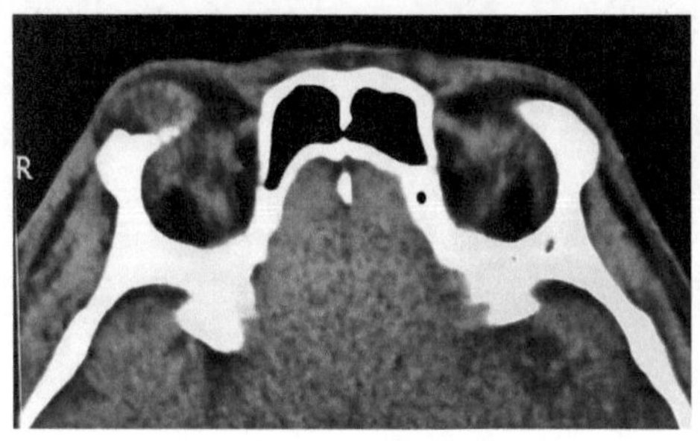

图 29-2　眼 CT

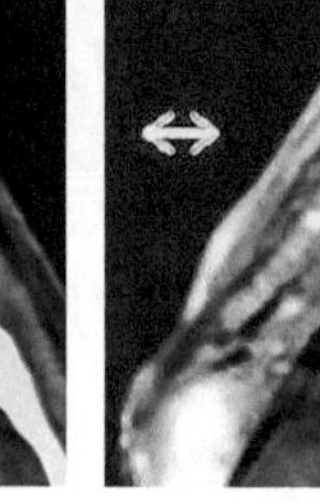

图 29-3　眼磁共振

【诊断】

右眼眶肿物；AIDS。

【治疗经过】

入院后积极完善术前检查及术前准备，明确无手术禁忌证后行右眼前路眶内肿物摘除术，在眉部平行于眼睑切开皮肤约 3 cm，电凝止血，逐层分离组织，分离暴露眶隔，切开眶隔，暴露肿物，术中见肿物大小约 2 cm × 1.5 cm × 1 cm，表面较光滑，质软，破坏侵入眶骨，分离肿物与周围组织和眶骨，刮匙刮出骨缝中的组织，肿物送病理，5-0 可吸收缝合线逐层缝合眶隔、组织及皮肤，加压包扎。

术后第 1 天，右眼眉部伤口愈合良好，轻红肿，缝线在位，引流条在位，渗液少（图 29-4）。

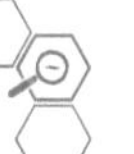

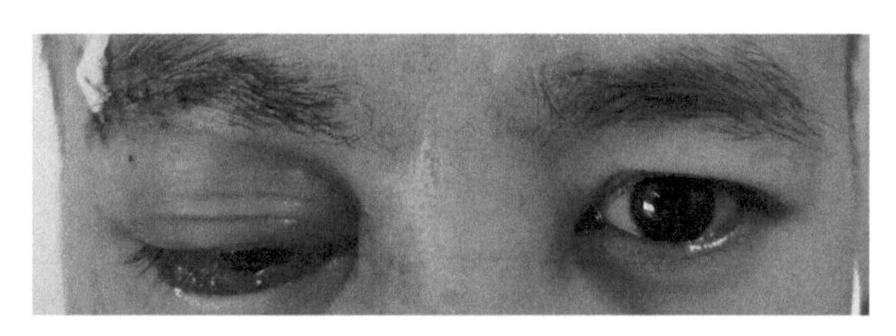

图 29-4　术后第 1 天外观

术后第 2 天，患者术后恢复良好，无明显不适，经上级医生查房后拔除引流条出院。

术后病理：镜下纤维结缔组织中可见大量增生、扭曲的血管，血管衬以胞质丰富、深伊红染色的上皮样内皮细胞，增生的血管周围可见大量淋巴细胞、嗜酸性粒细胞等炎症细胞浸润，形态学上考虑为上皮样血管瘤。

术后 1 周，患者门诊拆线，皮肤愈合良好，无渗血、渗液，眼睑、结膜等大致正常（图 29-5）。

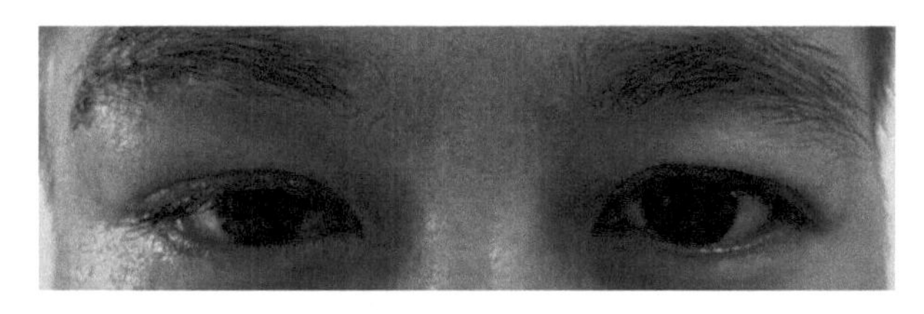

图 29-5　术后 1 周外观

【随访】

术后 3 个月电话随访，病情稳定，无复发。

病例分析

本病例为 30 岁男性患者，5 年前发现 HIV 抗体阳性，4 年前开始 HAART，平时身体情况良好，2017 年于外院行头部上皮样血管瘤

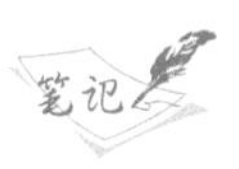

手术切除，因发现右眼睑肿胀半年未能手术特来我院。诊断依据有以下2点。①眼眶肿物：根据右眼睑肿胀的主诉，查体可触及右眼外上眶缘可触及肿物，质硬，固定，有触痛，与皮肤无粘连，结合辅助检查结果进行诊断。②获得性免疫缺陷综合征：患者发现HIV抗体阳性5年，HARRT 4年，既往$CD4^{+}T$淋巴细胞曾低于200个/μL。

HIV感染可引起多种眼部疾病，其中包括肿瘤。近年来，HAART的广泛开展，使得免疫功能重建，HIV感染/AIDS者所患肿瘤有从获得性免疫缺陷综合征相关性肿瘤向非获得性免疫缺陷综合征相关性肿瘤转变的趋势。本例患者病理显示为上皮样血管瘤，是非获得性免疫缺陷综合征相关性肿瘤，上皮样血管瘤又称血管淋巴样增生伴嗜酸性粒细胞增多症（angiolymphoid hyperplasia with eosinophilia，ALHE），是一种罕见的良性血管增生性疾病，其病因不明，表现为单发或多发的粉红色至棕红色圆顶状丘疹或结节，最好发于头颈部，1969年ALHE首次被报道。其患病率和发病率尚不清楚，可发生于任何年龄，其发病高峰出现在10～40岁（平均年龄38岁）；6%的病例发生在儿童阶段，总体上没有性别差异，在亚洲人和白种人中最为常见，发生率相近；报道的病例中黑人占比低于5%。

ALHE的发病机制尚不清楚，目前已提出了一些假说，包括以下几种。①既往创伤所触发的反应性过程、文身、昆虫叮咬、破伤风类毒素疫苗；②肿瘤性血管增生病变；③特应性反应；④伴有T细胞受体基因重排和单克隆性的$CD4^{+}T$淋巴细胞增生性疾病；⑤感染性病变，可能与HIV感染相关，与人类嗜T细胞病毒、人疱疹病毒8型、人类多瘤病毒-6有关；⑥与妊娠、口服避孕药和血清雌激素水平升高相关的激素失衡；⑦动–静脉畸形或瘘。ALHE通常表现

为粉红至棕红色、坚实的圆顶状丘疹或结节，可出现鳞屑、溃疡和（或）出血，大约半数病例的病灶为单发性，当有多个病灶时，其通常在身体的同一部位呈簇集分布，也有多病灶分布报道。ALHE 几乎可发生在任何部位，包括肢端和生殖器，有研究表明，ALHE 最常见的发病部位是耳 [36%，尤其是耳后区（14%）]、面部（28%）和头皮（17%）。ALHE 的罕见皮肤外受累也有报道，例如累及眼眶、口腔黏膜、结肠和骨。

HIV 感染 /AIDS 患者 $CD4^{+}T$ 淋巴细胞计数的下降，会导致肿瘤的发生。据中国疾病预防控制中心性病艾滋病防控中心报道，截至 2020 年底，中国共有 105.3 万人感染艾滋病病毒，累计报告死亡 35.1 万人，很显然，我国已进入 HIV 感染 /AIDS 的高发病期，而目前肿瘤仍然是 HIV 感染 /AIDS 患者死亡的主要原因之一。HIV 感染 /AIDS 患者最常见的眼部恶性肿瘤有卡波西肉瘤（kaposi sarcoma，KS）、眼部淋巴瘤和眼睑结膜鳞状细胞癌等。

KS 是 HIV 感染 /AIDS 患者最常见的恶性肿瘤，其主要特征是梭形细胞增生和血管瘤样改变，其眼部临床表现多种多样，眼睑 KS 呈紫红色扁平或轻微隆起的增生灶；结膜 KS 表现为孤立或融合的红色病变，可隆起或扁平，也可以表现为结膜下出血。KS 主要分为四型：经典型、AIDS 相关型、地方 / 非洲型和免疫抑制 / 器官移植相关型。AIDS 相关型 KS 是 HIV 感染 /AIDS 患者最常见的恶性肿瘤之一，研究表明，有 40% 的 HIV 感染 /AIDS 患者合并 KS，12% 的 AIDS 患者死于 KS 进展。HIV-RNA 病毒载量＞ 100 000 copies/mL 及 $CD4^{+}T$ 淋巴细胞＜ 200 个 /μL 患 KS 的风险较大。有 20% 的 KS 病例发生在结膜和眼附属器，即眼睑、结膜、泪阜、泪腺、泪道和眼眶等，而眼部的 KS 可能是获得性免疫缺陷综合征进展的第一个表现。HIV 感

染 /AIDS 患者 KS 的两个主要危险因素是人疱疹病毒 8 型感染和获得性免疫缺陷综合征。人疱疹病毒 8 型感染后在一定程度上促进 HIV 病毒复制，从而加快病程进展，而在免疫系统缺陷状态下，内皮细胞在血管生成因子的作用下持续增生，导致 KS 发生。

HIV 感染 /AIDS 患者另外一种最常见的恶性肿瘤是淋巴瘤，发病率仅次于 KS，多见于青年患者。由于眼部淋巴组织较少，仅限于眼睑、结膜和泪腺，故眼部淋巴瘤的发病率较低，且大部分是非霍奇金淋巴瘤（non-Hodgkin lymphoma，NHL）。眼部淋巴瘤又可分为眼内和眼附属器淋巴瘤。眼内淋巴瘤分为虹膜淋巴瘤、睫状体淋巴瘤、玻璃体视网膜淋巴瘤和脉络膜淋巴瘤，其中最常见的是玻璃体视网膜淋巴瘤，恶性程度较高，病理类型大多为弥漫大 B 细胞淋巴瘤。眼内淋巴瘤临床表现近似葡萄膜炎，当患者对抗细菌、病毒或弓形体治疗均不敏感时要考虑眼内淋巴瘤的可能性。眼附属器淋巴瘤最常见的发病部位为眼眶，其次为结膜。眼眶淋巴瘤最常见的病理类型为 MALT 淋巴瘤，可以从邻近眼睑结膜来源或泪腺来源，早期症状为眼球突出，预后差；结膜淋巴瘤是一种罕见的眼表肿瘤，为原发性或转移性淋巴瘤，35% ～ 80% 的病理类型是 MALT 淋巴瘤。研究表明，NHL 的发生与免疫抑制、慢性炎症刺激、细胞因子失调和 EB 病毒、人疱疹病毒 8 型等病毒感染有关。我们在既往研究中发现 4 例患者均为眼眶淋巴瘤，且术前均行全身检查，未发现其他部位肿瘤，可谓原发性眼眶淋巴瘤，其中 3 例病例类型为 MALT 淋巴瘤，1 例为弥漫大 B 细胞淋巴瘤，这两种病理类型均为眼部淋巴瘤常见的，与既往研究相符。笔者在既往发表的文章中对 HIV 感染合并原发性眼眶淋巴瘤的临床特点及治疗已做详细讨论，在此不予赘述。

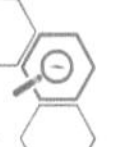

病例点评

对 HIV 感染 /AIDS 患者合并的眼部肿瘤，在患者机体情况允许时可考虑手术治疗，手术既可以切除病灶，又可提供病变组织做病理检查，以明确病变类型，指导下一步的治疗。HIV 感染 /AIDS 患者合并的眼部肿瘤易复发，在免疫力低下时复发概率更高，在复诊、随诊时需同时关注患者的免疫状态。

【参考文献】

1. ADLER B L，KRAUSZ A E，MINUTI A，et al. Epidemiology and treatment of angiolymphoid hyperplasia with eosinophilia（ALHE）：a systematic review. J Am Acad Dermatol，2016，74（3）：506-512.
2. 中国疾病预防控制中心，性病艾滋病预防控制中心，性病控制中心 . 2018 年 2 月全国艾滋病性病疫情 . 中国艾滋病性病，2018，24（4）：321.
3. TANG L J，GU C L，ZHANG P. Intraocular lymphoma. Int J Ophthalmol，2017，10（8）：1301-1307.
4. ABU SAMRA K，ORAY M，EBRAHIMIADIB N，et al. Intraocular lymphoma：Descriptive data of 26 patients including clinico-pathologic features，vitreous findings，and treatment outcomes. Ocul immunol inflamm，2018，26（3）：347-352.
5. 鲁丹，孙挥宇，毛菲菲，等 . HIV 感染合并原发性眼眶淋巴瘤二例 . 眼科，2019，28（4）：258-259.
6. 鲁丹，王胜男，毛菲菲，等 . HIV/AIDS 患者合并眼部肿瘤的临床特征分析 . 眼科，2021，30（6）：474-476.

（鲁丹　杨新吉　整理）

病例 30
HIV 感染 /AIDS 合并孔源性视网膜脱离

病历摘要

【基本信息】

患者，男性，35 岁。

主诉：左眼视力下降 1 月余。

现病史：1 个月前无明显诱因左眼视力下降，无眼红、眼痛、眼胀，无眼部外伤史，来我院眼科门诊就诊，诊断为左眼视网膜脱离，建议手术治疗，遂收入院。

既往史：HIV 阳性 10 余年，HAART 4 年，1 周前查 $CD4^+$T 淋巴细胞 168 个 /μL。青霉素过敏。平素健康状况良好，否认高血压、冠心病、糖尿病病史，否认其他传染病病史，否认食物过敏史，否认手术、外伤史。

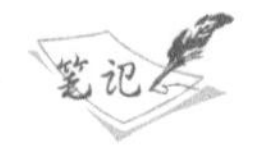

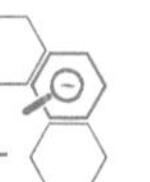

个人史：生长于原籍，无疫区旅居史，否认吸烟史，否认饮酒史，未婚未育。

【体格检查】

全身情况：神志清楚，皮肤、黏膜无黄染，双肺呼吸音清，心律齐，腹部平坦，无压痛、反跳痛，双下肢无水肿。

眼科检查：视力右眼 0.8，左眼手动 / 眼前。眼压右眼 13 mmHg，左眼 15 mmHg。右眼角膜清，KP（–），前房深，Tyn（–），瞳孔圆，对光反应灵敏，晶状体清，视乳头界清色可，黄斑中心凹反光存在，血管走行未见明显异常，视网膜未见出血及渗出。左眼角膜清，KP（–），前房深，Tyn（–），瞳孔圆，药物性散大，晶状体清，视乳头界清色可，全视网膜脱离，下方视网膜增殖见大星形皱褶，后极部视网膜增殖呈皱褶，累及黄斑。鼻侧大片视网膜坏死，皱褶，并见大裂孔，颞侧赤道后视网膜坏死并裂孔发生（图 30-1）。

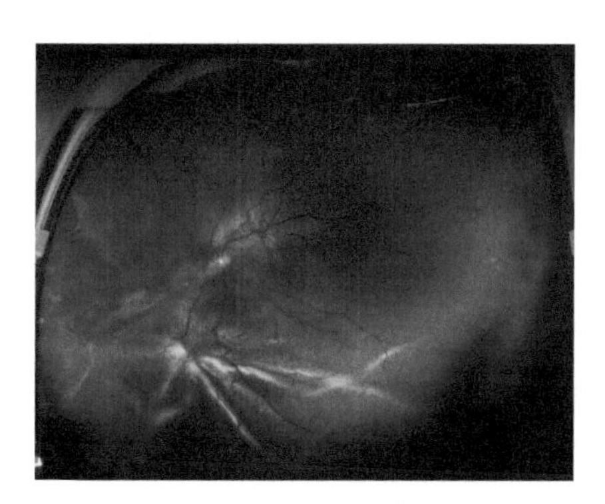

图 30-1　左眼术前眼底

【辅助检查】

全身血液检查：全血细胞分析（门急五分类）：NE% 49.80%，EO% 6.30%，EO# 0.53 × 10^9/L，MCH 31.60 pg，HIV 病毒载量 47 copies/mL。辅助性 T 细胞亚群 $CD3^+CD4^+T$ 淋巴细胞 168 个 /μL。梅毒血清特异性抗体阴性，快速梅毒血清反应素试验阴性。

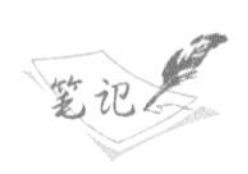

【诊断】

左眼孔源性视网膜脱离（rhegmatogenous retinal detachment，RRD）；AIDS。

【治疗经过】

左眼孔源性视网膜脱离：入院后完善术前检查，明确诊断，行术前准备，于全身麻醉下行左眼玻璃体切割 + 增殖膜剥除 + 视网膜复位 + 硅油填充术。

AIDS：感染科就诊，继续 HAART，规律服药，定期感染科复诊。

术后 1 周复查：最佳矫正视力右眼 1.0，左眼 0.3；左眼视网膜平伏，激光斑反应良好（图 30-2）。

【随访】

术后 3 个月复查：最佳矫正视力右眼 1.0，左眼 0.4；左眼视网膜平伏，激光斑形成良好，玻璃体腔清亮（图 30-3）。

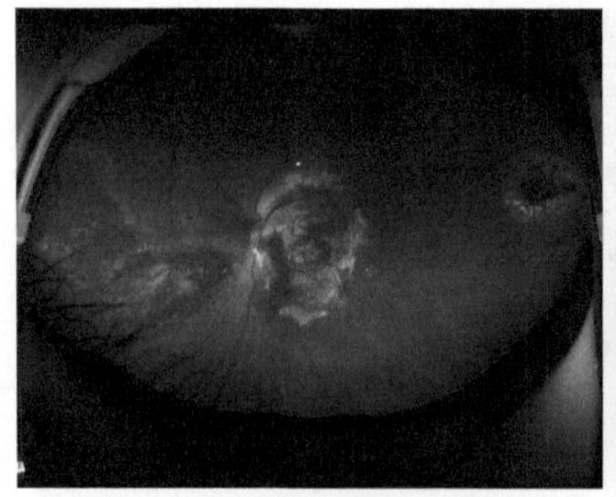

图 30-2　左眼术后 1 周眼底

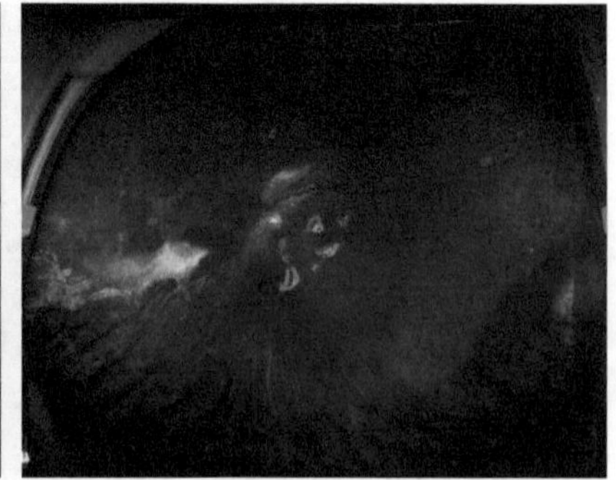

图 30-3　左眼术后 3 个月眼底

病例分析

病例特点：患者为青年男性，急性起病。1 个月前无明显诱因左眼视力下降，无眼红、眼痛、眼胀，无眼部外伤史。视力右眼 0.8，

左眼手动 / 眼前，左眼视乳头界清色可，全视网膜脱离，下方视网膜增殖见大星形皱褶，后极部视网膜增殖呈皱褶，累及黄斑。鼻侧大片视网膜坏死，皱褶，并见大裂孔，颞侧赤道后视网膜坏死并裂孔发生。

诊断依据有以下几点。①左眼视力下降 1 月余。②查体可见视力右眼 0.8，左眼手动 / 眼前，左眼视乳头界清色可，全视网膜脱离，下方视网膜增殖见大星形皱褶，后极部视网膜增殖呈皱褶，累及黄斑。鼻侧大片视网膜坏死，皱褶，并见大裂孔，颞侧赤道后视网膜坏死并裂孔发生。③辅助检查可见 HIV 病毒载量 47 copies/mL。辅助性 T 细胞亚群：$CD3^{+}CD4^{+}T$ 淋巴细胞 168 个 /μL。

孔源性视网膜脱离是指由于玻璃体和视网膜发生退行性变性，视网膜会因此形成萎缩性裂孔或被玻璃体牵拉撕裂形成裂孔，液化的玻璃体通过视网膜裂口流入并积存于视网膜神经上皮层与色素上皮层之间，从而造成视网膜神经上皮层与色素上皮层脱离。孔源性视网膜脱离临床特点是发病急，病情进展迅速，患者常自觉眼前有相对固定的视物遮挡感，尤其是当视网膜脱离范围累及黄斑区视网膜时，患眼视力会明显下降，若未经及时有效的治疗，可继发不同的并发症，致盲率接近 100%。近年来，随着玻璃体视网膜手术技术的成熟和发展，视网膜脱离手术后视网膜复位率可达 90% 以上，手术方式主要包括视网膜激光光凝术、巩膜扣带术、玻璃体切割术及多种术式的结合。对于脱离范围局限的病例，可以采用视网膜激光光凝术；对于裂孔定位明确、靠近周边的新发孔源性视网膜脱离，可以采用巩膜扣带术治疗；对于玻璃体牵拉较重，视网膜变性范围大、视网膜下液较多及病情复杂的病例，适用于玻璃体切割手术。

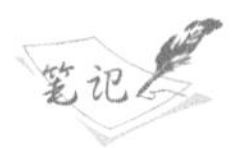

在 AIDS 患者群体中，临床上不乏 AIDS 合并孔源性视网膜脱离

患者，其眼部疾病的治疗原则与正常人群无异，但需注意其全身情况，主要为 HIV 抗病毒情况及全身并发症情况，尤其关注 HIV 病毒载量及 $CD4^+T$ 淋巴细胞计数情况，以确保患者围手术期的安全与术后的顺利恢复。

病例点评

孔源性视网膜脱离是常见的致盲性疾病之一，其具有发病急、进展速度快的特点，一旦发生，患眼视力迅速下降，若未经及时有效的治疗，致盲率接近 100%。对于获得性免疫缺陷综合征合并孔源性视网膜脱离的患者群体，在眼科治疗方面与正常人群无明显差异，但术前感染科会诊评估全身情况是非常重要的，积极有效的抗病毒治疗，可以保障手术顺利进行及术后的良好恢复。

【参考文献】

1. 黄星，陈磊，杨主敏，蒋珺迪，等. 孔源性视网膜脱离研究进展. 中国医药科学，2016，6（23）：41-44.
2. BECHRAKIS，N E，DIMMER A，Rhegmatogenous retinal detachment：epidemiology and risk factors. Ophthalmologe，2018，115（2）：163-178.

（王胜男　孙挥宇　整理）